Leben LERNEN
Klett-Cotta

Zu diesem Buch

Die fortbestehende Covid-19-Pandemie löst bei vielen gravierende Reaktionen aus, wie z. B. Ängste und Depressionen. Besonders betroffen sind Menschen mit Traumafolgeerkrankungen, die sich in ihrem Leben ohnehin nie ganz sicher fühlen können und in Ausnahmesituationen vom Verlust ihrer oft mühsam erarbeiteten Ressourcen bedroht sind. Um vulnerable Menschen gut durch diese und eventuell folgende Krisenzeiten begleiten zu können, braucht die Psychotherapie mehr und zum Teil anderes als das erlernte »Handwerkszeug«. Der Blick der »Existentiellen Psychotherapie« wird hier sinnvoll verknüpft mit den bestens eingeführten und bewährten Grundsätzen und Tools der »Psychodynamisch Imaginativen Traumatherapie« der Autorin. Über den praktisch-klinischen Schwerpunkt des Buches hinaus fließen auch Erkenntnisse aus Soziologie und Geschichte ein, die Hinweise darauf geben können, was wir als Gesellschaft aus Krisenzeiten lernen können.

Die Reihe »Leben Lernen« stellt auf wissenschaftlicher Grundlage Ansätze und Erfahrungen moderner Psychotherapien und Beratungsformen vor; sie wendet sich an die Fachleute aus den helfenden Berufen, an psychologisch Interessierte und an alle nach Lösung ihrer Probleme Suchenden.

Alle Bücher aus der Reihe ›Leben Lernen‹ finden Sie unter:
www.klett-cotta.de/lebenlernen

Luise Reddemann

Die Welt als unsicherer Ort

Psychotherapeutisches Handeln in Krisenzeiten

Klett-Cotta

Leben Lernen 328

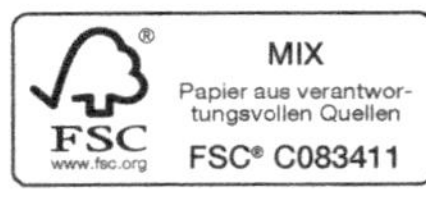

Dritte Auflage, 2022

Klett-Cotta
www.klett-cotta.de

Cover: Jutta Herden, Stuttgart
unter Verwendung einer Abbildung von Copyright ©: Photo by Sapeksh Singh Siwach on Unsplash
Gesetzt von Eberl & Kœsel Studio GmbH, Krugzell
Gedruckt und gebunden von CPI – Clausen & Bosse, Leck
ISBN 978-3-608-89277-2
E-Book: 978-3-608-11708-0
PDF-E-Book: ISBN 978-3-608-20526-8

Bibliografische Information der Deutschen Nationalbibliothek
Die Deutsche Nationalbibliothek verzeichnet diese Publikation in der Deutschen Nationalbibliografie; detaillierte bibliografische Daten sind im Internet über http://dnb.d-nb.de abrufbar.

Für meine Geschwister Gunde Hartmann,
Ekkehard Mutschler und Marese Hoffmann
in großer Dankbarkeit

Inhalt

Einleitung

> »Die Corona-Krise trennte auf gesellschaftlicher Ebene die Gegenwart von der Vergangenheit im ersten Augenblick kaum weniger abrupt, als der Einzelne sich durch Unfall oder Diagnose von einer Sekunde zur anderen aus seinem bisherigen Leben gerissen fühlen kann. ›Covid-19‹ hatte im Erwartungshorizont der Zeitgenossen keinen Erfahrungswert, die Pandemie bedeutete den Einbruch des Unvorstellbaren in eine Lebenswelt, die sich gerade in Europa ihrer historischen Gewordenheit so sicher wusste wie ihrer voraussehbaren Entwicklungsrichtung.« (Sabrow, 2020, o. S.)

Wie uns die Pandemie herausfordert

Wir hatten in der Tat nicht damit gerechnet, was sich seit März 2020 in unser aller Leben ereignete. Vielleicht empfinden manche es sogar nach Monaten noch immer wie einen bösen Traum, aus dem wir bald erwachen werden – und alles wäre wieder wie zuvor: Auch vor Corona war es nicht immer leicht, aber wir gingen davon aus, dass doch das meiste berechen- und beherrschbar sei. Und das, was nicht dazuzugehören schien, etwa der Tod, kümmerte uns wenig. Wozu sich den Kopf zerbrechen über etwas, das doch für die meisten weit weg war, wovon man ohnehin nichts weiß. Irgendwie würden wir auch das schaffen. Vielleicht gab es manchmal kleine Unsicherheiten, vielleicht sogar Ängste, aber das alltägliche Leben schien ja doch greifbar und vor allem beeinflussbar. Im weiteren Verlauf der Pandemie wurden wir immer unsicherer und wurden mit Erfahrungen konfrontiert, die wir uns kaum vorstellen konnten. Und inzwischen, nach vielen Monaten? Inzwischen sind wir mehr oder weniger fassungslos, dass uns so etwas geschieht. Es scheinen sich einerseits Akzeptanz und andererseits stille Verzweiflung auszubreiten. Und natürlich große Hoffnungen, vor allem auf die Impfstoffe. Es werden auch zunehmend soziale Verwerfungen deutlich, die Anlass zu Besorgnis geben können. Auch der – vorsichtig ausgedrückt – teilweise sorglose Umgang mit Grundrechten gibt zu denken.

Aus dem bisherigen Leben gerissen, muss uns der Historiker Martin Sabrow sagen. Und wir hatten nicht damit gerechnet, dass uns selbst so etwas widerfahren könnte – eine Pandemie, eine weltweite Heimsuchung, der man, so scheint es, nirgends gänzlich ausweichen kann.

Corona scheint mir nach wie vor auch deshalb eine sehr verstörende Erfahrung zu sein, weil das Virus nicht »greifbar« ist. Erst wenn der Körper beginnt, an ihm *manifest* zu leiden, wissen wir, dass wir erkrankt sind.[1] Vielleicht fällt es manchen Menschen auch deshalb schwer, sich an all die einschränkenden Gebote zu halten, weil sie körperlich zunächst nichts von ihm bemerken. Erst wenn es sich bereits Tage in uns ausgebreitet hat, nehmen es einige wahr, indem sie sich krank fühlen oder auch schwer erkranken. Die Frage, ob all die einschränkenden Maßnahmen sinnvoll sind, steht ebenfalls zunehmend im Raum.

Wie wenig haben wir »vor Corona« gelernt, uns mit derlei Gegebenheiten einzurichten!? Sind wir nicht hustend und schnupfend herumgelaufen, ohne uns viele Gedanken zu machen? Und inzwischen sollen wir unbedingt zu Hause bleiben, wenn wir erkältet sind. Und müssen uns sogar an Quarantäneregeln halten. Es gibt also relativ neue Herausforderungen, die anzunehmen nicht für alle einfach und einleuchtend sind.

Ich habe seit Jahrzehnten eine Übung empfohlen und angeleitet, sich einen »sicheren Ort«, oder, wie ich heute lieber sage, einen »Ort der Geborgenheit« (Reddemann, 2016a, S. 57 ff.) vorzustellen; insgeheim zumindest dachten wir nicht, dass die Welt, in der wir leben, ganz und gar unsicher sein könne. Wir hatten Mitgefühl mit

---

1 Die bisherigen Tests sagen nichts darüber aus, ob wir krank werden, nur, dass das Virus im Körper ist.

PatientInnen, die durch schwere Traumatisierungen so etwas wie ein Sicherheitsgefühl nie gehabt oder früh verloren hatten. Wir dachten aber nicht, dass wir nun alle davon heimgesucht würden, uns – bis auf Weiteres – in der Welt an keinem Ort mehr sicher fühlen zu können. Wenn uns von weisen Menschen gesagt wurde, dass es keine Sicherheit gäbe, weil die Welt so nicht gemacht sei, haben wir das schnell beiseitegeschoben und uns wieder beruhigt. Und nun ist dieser Alptraum wahr geworden. *Und es ist kein Alptraum, es ist eine Tatsache.*

Jetzt, wo ich dies schreibe, klammern wir uns an die Hoffnung auf einen wirksamen Impfstoff, aber ist da nicht eine leise Stimme, die zweifelt? Und es wird uns angekündigt, dass es noch sehr viele Viren gäbe, die uns in den kommenden Jahren immer wieder aufs Neue mit Pandemien heimsuchen könnten. Daher ist dieses Buch nicht nur für die Covid-Problematik gedacht, sondern auch für ähnliche kollektive Erfahrungen, denen wir jetzt und in der Zukunft vermutlich nicht entgehen können.

Das von mir oben beschriebene Lebensgefühl der Ratlosigkeit und Angst geht wohl die meisten Menschen derzeit etwas an. So sagt Milena Glimbovski in einem Interview: »Ich würde behaupten, dass ich relativ stabil bin. Ich habe eine Partnerschaft, bin gesund, habe einen Job, den ich liebe, tolle Kolleginnen und Kollegen, bin finanziell abgesichert – und trotzdem hatte ich Panikattacken in der Woche, in der Corona losging, weil ich nicht glauben konnte, wie schnell die Welt aus den Fugen geraten kann. Ich saß da, habe geheult und keine Luft gekriegt.« (Glimbovski in Glimbovski & Lenarz, 2021, o. S.)

Und dann sind noch diejenigen, die sich noch nie sicher und geborgen gefühlt haben, denen wir versucht haben, innere Sicherheit zu vermitteln, die durch die äußeren Ereignisse ungewisser denn je wird.

Wie reagiert die Ärzteschaft, wie die Psychotherapie auf die neuen Herausforderungen?

Die Bundesärztekammer (BÄK, 2020) empfahl in einem 10-Punkte-Programm vom 21.8.2020:

> »Krisenmanagement von Bund und Ländern weiter optimieren, Sicherheit des medizinischen Personals gewährleisten, Versorgungskapazitäten für Krisenfälle vorhalten und finanzieren, Europäische Zusammenarbeit stärken, Öffentlichen Gesundheitsdienst stärken/Meldewege verkürzen, Testmaßnahmen gezielt ausweiten, Kapazitätserfassung und Kapazitätssteuerung optimieren, Impfstoffentwicklung durch internationale Abkommen beschleunigen, Nachwuchs fördern und Fachkräfte sichern, Krise als Treiber für Digitalisierung nutzen« (ebd., S. 1).

Leider wird bei keinem dieser Punkte auf die Notwendigkeit hingewiesen, seelische Gesundheit zu fördern, obwohl es ausreichend Daten aus früheren vergleichbaren Ereignissen gibt, wonach Menschen durch Erfahrungen wie die jetzige teilweise mit starken psychischen Problemen reagieren. Ich möchte hier auch von einem eklatanten Versagen der Gesundheitspolitik sprechen. Inzwischen gibt es neuere Forschung, die teilweise im »Ärzteblatt« abgedruckt oder referiert wird. So schreibt z. B. Petra Bühring im Oktober 2020: »Je länger eine Krise andauert und Menschen psychischen Belastungen ausgesetzt sind, desto eher sind die Selbstheilungskräfte überfordert und es kann zu psychischen Störungen kommen« (Bühring, 2020, S. 2049). Das können inzwischen viele KollegInnen bestätigen.

Es gab bereits im Mai 2020 im »Deutschen Ärzteblatt« einen Artikel von Jürgen Zielasek und Euphrosyne Gouzoulis-Mayfrank mit dem Titel »Psychische Störungen werden zunehmen«. Die Rede ist hier von einem »Anstieg von Anpassungsstörungen, Angsterkrankungen, Depressionen und Traumafolgestörungen« (ebd., S. 1114). Und auch: »Die Erfahrungen mit früheren Virusepidemien und Wirtschaftskrisen zeigen, dass soziale Isolation und abzusehende wirtschaftliche Folgen ungünstige Faktoren für die seelische Gesundheit in der Allgemeinbevölkerung darstellen.« (S. 1116)

Dies alles hat sich inzwischen vielfach bestätigt: In einer weiteren Studie zu »Coronabezogene(n) Belastungen und Verhaltensweisen« (Kuehner et al., 2020) in der Zeitschrift *Psychiatrische Praxis* schreiben die AutorInnen:

> »Unsere COVID-19-Umfrage zeigt eine breite Streuung wahrgenommener Belastungen in der Bevölkerung. Am häufigsten sind Ängste um die Gesundheit nahestehender Personen, während Ängste um die eigene Gesundheit deutlich seltener berichtet werden. Weitere häufige Belastungen betreffen Auswirkungen auf die familiäre Situation und Belastung durch Ausgangsbeschränkungen, gefolgt von Sorgen um den Arbeitsplatz bzw. um finanzielle Einbußen. Knapp 20% der Befragten gibt an, zumindest teilweise mehr Alkohol zu konsumieren, verstärkter Konsum anderer psychotroper Substanzen wie Rauchen oder Medikamente wird von knapp 9% bejaht. Inwieweit es sich hierbei um temporäre oder stabile Veränderungen handelt, lässt sich noch nicht abschätzen.« (S. 366)

Andreas Heinz (2020), ärztlicher Direktor der Klinik für Psychiatrie und Psychotherapie am Campus Charité Mitte in Berlin, erklärt, dass die negativen Folgen von Isolations- und Quarantänemaßnahmen gut belegt sind. Vor allem mit Fortschreiten der Krise und den damit verbundenen Einschränkungen sei die Gefahr groß, dass schwer kranke Patienten den Verzicht auf den persönlichen Kontakt nicht lange aushalten könnten. Auch mit erhöhten Suizidraten müsse gerechnet werden …

Heinz betont, dass »Forschungsbedarf zu den psychosozialen Folgen von Isolations- und Quarantänemaßnahmen für ältere und hochbetagte Menschen bestehe und *wie sich soziale Ungleichheit unter Pandemiebedingungen weiter verschärft*« (o. S.; Hervorhebung L. R.).

Zu bestimmten psychischen Aspekten, wie dem Auftreten von Psychosen, Somatisierung, Suizidalität, Substanzmissbrauch und dem möglicherweise vermehrten Auftreten nicht stoffgebundener Süchte wie beispielsweise der Computerspielsucht wie auch zu Veränderungen im Sozialverhalten (Aggressivität und Reizbarkeit) würden bisher zu wenige Erkenntnisse vorliegen.

Wichtig sei auch der Hinweis, dass *»soziale Distanz immer ein Belastungsfaktor [ist], [denn] wir Menschen brauchen in aller Regel die Mitwelt.* Die Menschen leiden unterschiedlich stark unter Vereinsamung oder fehlendem direkten Kontakt, aber die wenigsten kommen damit langfristig ganz unbeschwert klar. *Deshalb ist jede Form gesellschaftlicher Solidarität so wichtig.*« (ebd.; Hervorhebung L. R.)

Mir macht Eindruck, dass Wolfgang Merkel, Professor der Politikwissenschaft am Wissenschaftszentrum Berlin das »Regieren durch Angst« (2020) kritisiert. Die Politik orientiere sich vor allem an den »Worst Cases, den schlimmsten Szenarien« (ebd., o. S.). Fast kann der Eindruck entstehen, dass Politiker auf Angst setzen, damit die Menschen die Beschränkungen zu akzeptieren bereit seien. Was vermutlich eine problematische, wenn nicht auf Dauer irrige, Einschätzung sein könnte.

Wie ist so etwas möglich? Zumindest spricht einiges dafür, dass der »Corona-Krieg« Bewältigungsmechanismen wie im Krieg aktiviert mit Durchhalteparolen im Befehlston. Das empfinde ich als verstörend 75 Jahre nach Ende des Krieges und der NS-Zeit. Dies auch deshalb, weil sich über die Monate der Corona-Krise zeigt, dass es in einigen anderen Ländern Alternativen im Umgang mit dieser Herausforderung gibt, die die Eigenmacht der Menschen mehr zu respektieren scheinen, auch wenn dort kurzfristig! Einschränkungen hingenommen wurden.[2] Reagieren wir aus unbewussten kollektiven Schichten also, als drohe uns Krieg?[3]

Dass in Pandemiezeiten aktionistisch Grundrechte außer Kraft gesetzt werden, sollte uns nachdenklich und kritisch machen. Tiefenpsychologisch betrachtet scheint sich hier ein Bedürfnis zu zeigen, dass »die Oberen« – als Elternersatz – schon alles richten sollen. Und »die Elternrepräsentanten« scheinen das gerne, zum Teil habe ich den Eindruck, zu gerne, anzunehmen. Vielleicht weil sie sich damit etwas sicherer fühlen? Das Gegenmodell sind aus meiner

---

2 Ein interessantes Beispiel ist Taiwan.

3 »Es sind ein Tierarzt, ein Kinderarzt, ein Virologe, ein Pharmakologe sowie zwei Physiker, die … die Regierung beraten haben … **Kein einziger Soziologe, Psychologe, Wirtschaftswissenschaftler, Sozialpädagoge, Erziehungswissenschaftler oder Wissenschaftler aus anderen Bereichen, auf die der Lockdown massive Auswirkungen hat. …** Wie konnten die Regierenden abwägen zwischen Nutzen und Kollateralschaden eines Lockdowns, wenn kein einziger Wissenschaftler bei den entscheidenden Beratungen dabei war, der eben auf die Bereiche spezialisiert ist, in denen die Kollateralschäden entstehen?« (Reitschuster, 2021, o. S.)

Sicht diejenigen, die sich gegen alle Maßnahmen wehren wie trotzige Kinder.

Darüber hinaus beunruhigt es mich, dass inzwischen sehr viele uns ethisch herausfordernde Themen, vor allem die zum Umgang mit unserer Umwelt, sei es die Natur oder andere Menschen, stark in den Hintergrund rücken. Die Ausbeutung unserer Lebensräume und von anderen Menschen scheinen als Mainstream-Themen beinahe vergessen, zumal viel dafür spricht, dass Corona eine Folge unseres die Natur ausbeutenden Lebenswandels ist.

Was gebraucht wird, sind Erwachsene, die sich ihrer Verantwortung im Umgang mit sich selbst und der Umgebung gewachsen fühlen und eingestehen können, wenn sie sich geirrt haben.

»The coronavirus is a reminder of our vulnerability and our finitude«, schreibt der amerikanische Arzt Ryan M. Antiel (2020, S. 2232) in seinem bemerkenswerten Essay »Oedipus and the Coronavirus Pandemic«, denn auch Ödipus musste die Grenzen menschlicher Existenz erfahren, ja erleiden, so wie wir sie jetzt kollektiv durch das Virus in einer seit dem Zweiten Weltkrieg nicht gekannten Heftigkeit erleben.[4]

Es mag hilfreich sein, sich klar zu machen, was uns jetzt geschieht, ist nicht völlig neu. Es gibt einige Akzente, die neu sind. Wir könnten durchaus von unseren Vorfahren lernen, wenn wir uns die Zeit dafür nehmen. Eine tiefgehende Analyse findet sich bei Frank Winter (2020), Sozial- und Rechtswissenschaftler, der den Versuch unternimmt, »den Ausnahmezustand der Corona-Politik als eine Macht zu verstehen, deren Motiv aus einer spezifischen Angst gespeist wird« (o. S.). Angst und Macht stellt er Würde entgegen. Es liege in unserer freien Entscheidung, welche positiven Werte wir an die Würde koppeln (vgl. ebd.). Wir können immer noch entscheiden, ob wir uns nur noch angstgeleitet treiben – und womöglich bevormunden – lassen, oder ob wir uns unserer Würde als Menschen gerade jetzt bewusst werden und entsprechend handeln. Ich wünsche mir, dass sich unsere Politiker von Philosophen und anderen

4 Immerhin erscheint mir bemerkenswert, dass das Drama »König Ödipus« von Sophokles in den Jahren 429–425 v. Chr. verfasst wurde!

Humanwissenschaftlern so viel beraten lassen würden wie von Virologen.

Wie bereits Ralf Vogel (2020) möchte ich mir in diesem Buch »therapieschulenübergreifende Gedanken« machen und die existentiellen Themen genauer in den Blick nehmen. Alle existentiellen Themen betrachte ich auch im Kontext von Menschenwürde. Inzwischen belehrt uns die Psychotherapieforschung über »common factors«, also Faktoren, die sich als wirksam erwiesen haben, die auch in anderen zwischenmenschlichen Begegnungen eine Rolle spielen; das meint Faktoren neben den Methoden, oder möglicherweise sogar eine Kunst der Begegnung in psychotherapeutischen Kontexten, die über Methoden hinausgehen. Und wichtig ist es, immer auch unsere Würde im Blick zu behalten (vgl. ausführlich Reddemann, 2020a; s. u. zu Foucault, 1994, sowie zu Sarasin, 2020).

Es liegt mir am Herzen, auf das Thema Verbundenheitsbedürfnisse Bezug zu nehmen und auf dieses Thema immer wieder hinzuweisen. Es ist ja seit etwa drei Jahrzehnten durch neoliberale Gedanken wie selbstverständlich aus dem Blick geraten; der belgische Psychoanalytiker Paul Verhaeghe hat das in seinem Buch »Und Ich?« (2013) brillant und nachdenklich untersucht. Können wir es uns immer noch leisten, uns fast ausschließlich vom Neoliberalismus bestimmen zu lassen und daraus unsere Identität abzuleiten?

Das kleine Virus fordert uns heraus, gründlich darüber nachzudenken, wer wir sein wollen.

Deshalb werde ich mich auch auf Frans de Waals Buch: »Mamas letzte Umarmung. Die Emotionen der Tiere und was sie über uns Menschen verraten« (2020) beziehen, ebenso wie auf das Wissen der Bindungsforschung vom Menschen und Ergebnissen der Psychotherapieforschung zum Thema Bedeutung der therapeutischen Beziehung. Falls es im »Schlechten« der Pandemie etwas »Gutes« gibt, dann aus meiner Sicht, dass wir uns bewusster werden, wie kostbar für uns Nähe und Verbundenheitserfahrungen sind, sowie, dass wir in irgendeiner Form Leiblichkeit brauchen, dass sie eine kostbare Gabe des Lebens ist. Um diese bewusst zu erfahren, ist derzeit Kreativität wichtig. So empfinde ich es als durchaus bedrückend, dass gerade hilfreiche sinnliche Erfahrungen kaum mehr möglich sind:

also z.B. der Besuch von Konzerten oder Museen. Sind diese kompletten Lockdowns sozial verträglich? Unsere Phantasie ist gefragt, unsere imaginative Kraft, um das, was uns zutiefst ausmacht – was gewiss nicht nur neoliberalen Idealen entspricht –, so gut es uns möglich ist, zu verwirklichen.

Einladung zur Reflexion
Welche Werte halten Sie in der derzeitigen Situation für besonders wichtig? Und wie möchten Sie diese Werte konkretisieren?

Grundlage dieses Buches – Die Existentielle Psychotherapie

Mein Anliegen ist es, anlässlich der aktuellen Pandemie und über sie hinausgehend, existentiellen Fragestellungen nachzugehen und sie mit biographischen Belastungen in Verbindung zu bringen, individuellen und kollektiven.

Existentielle Fragen kommen in den hierzulande anerkannten Psychotherapieformen zu kurz. Dies hat mich motiviert, zu suchen: nach Verbundenheit mit denen, die vor uns Ähnliches durchgemacht haben. Nach Verstehen, nach Akzeptanz. In diesem Buch durchziehen existentielle Fragen alle Kapitel.

Wichtige Lehrer in Sachen »*Existentielle Psychotherapie*« sind für mich Viktor Frankl (v.a. 1946/1975) und Irvin Yalom (v.a. 1980/2015). Er führt aus, dass dem Forscher, der versuche, bedeutende Faktoren wie die Fähigkeit zu lieben oder die Sorge für jemand anderen zu messen, *nur* bleibe, phänomenologisch zu arbeiten und *dem anderen Menschen ohne Vorannahmen zu begegnen* (vgl. ebd., S.39). Ich möchte das Wörtchen »nur« hier gerne infrage stellen, denn zunächst als junge Psychiaterin und in den letzten Jahren erneut vermehrt habe ich phänomenologisches Arbeiten schätzen gelernt. Der Philosoph Edmund Husserl empfiehlt, dass wir zunächst von allen Vorannahmen, Theorien und Selbstverständlichkeiten absehen müssen, damit die »Sachen selbst« (1901/1984, S.10) zum Vorschein kommen können, so wie sie sind (vgl. auch Eberwein, 2015). Daran will ich mich, so gut es mir möglich ist, halten.

Durch zahlreiche Begegnungen mit schwer traumatisierten Menschen über viele Jahrzehnte habe ich erfahren, dass es sinnvoll und lohnend ist, einer phänomenologisch orientierten Arbeitsweise breiten Raum zu geben, allerdings auch getragen von psychodynamischem Verstehen und ergänzt durch verhaltensbezogene Interventionen wie Arbeit an Kognitionen, angeleitete Übungen und gelegentlich auch direkt am Verhalten.[5]

In der Behandlung von interpersonell schwer beschädigten Menschen geht es regelmäßig um existentielle Themen als Sinnfragen, um Befreiung, gnadenlose Einsamkeit und Tod und Fragen nach Verbundenheit. Inzwischen sind, ausgelöst durch das Corona-Virus und den daraus resultierenden Umgang damit, existentielle Themen für uns alle konkreter, wenn nicht bedrängend geworden. Und eine offene, an den Phänomenen orientierte Grundhaltung kann es nach meiner Erfahrung erleichtern, Menschen mit Offenheit zu begegnen, um erst später Krankheitstheorien zurate zu ziehen.

Aufgrund meiner Erfahrungen ergänze ich Yaloms vier grundlegende existentielle Fragen nach Tod, Freiheit, Isolation und Sinn bzw. Sinnlosigkeit um *Verbundenheit* als Leitmotiv für Mitgefühl und die sich daraus ergebende Care-Ethik. Ich sehe die Notwendigkeit, Weiterentwicklungen seit dem Erscheinen von Yaloms Buch zu berücksichtigen, insbesondere was das Verständnis von Traumafolgen angeht. Dies war für Yalom kein Thema gewesen. Ich fühle mich auch bei Überlegungen von frühen Pionieren der Psychoanalyse zu Hause, die alle, früher als viele andere, das Erkennen von interpersonellen Traumatisierungen und daraus resultierende Schwierigkeiten und Erkrankungen in den Blick genommen haben.

Die übergeordneten Themen scheinen mir also Verbundenheit und Mitgefühl zu sein.

Diese und Yaloms (1980/2015) Themen Tod, Freiheit, Isolation und Sinnlosigkeit/Sinn betreffen uns alle. Die Themen verbinden

---

5 Hier fühle ich mich vor allem Peter Fürstenaus Gedanken (2007/2017) verbunden, wie er sie in seinem Buch »Psychoanalytisch verstehen, systemisch denken, suggestiv intervenieren« dargelegt hat. Ähnliche Überlegungen stellt Ralf T. Vogel (2020) an in seinem Buch »Psychotherapie in Zeiten kollektiver Verunsicherung: Therapieschulübergreifende Gedanken am Beispiel der Corona-Krise«, das ich empfehlen möchte.

uns auf einer sehr tiefen Ebene und laden uns ein, miteinander mitfühlend umzugehen. Mir fällt jedoch immer mehr auf, dass genau diese Themen selten in den Corona-Diskussionen vorkommen. Selbstverständlich ist es wichtig, dass wir uns mit den Krankheitsbildern, der Epidemiologie und allen Aspekten der Bewältigung befassen; die Ausschließlichkeit führt mich allerdings zu der Frage, inwieweit die Virenthematik die existentiellen Fragen so stark überdeckt, dass sie nicht einmal mehr bewusst werden. Immer dann, wenn Corona in den Vordergrund rückt, scheint uns dies möglicherweise die existentiellen Fragen zu ersparen. Das kann auf Dauer nicht heilsam sein, sondern verhängnisvoll. Ich möchte mich daher darum bemühen, »hinter die Kulissen« zu schauen.

Als Menschen sind wir vermutlich alle mit existentiellen Themen mehr oder weniger vertraut, sie kommen jedoch in unseren Mainstream-Überlegungen zur Psychotherapie zu wenig vor. Es steht jeder und jedem von uns frei, das zu ändern und zu beginnen, die existentiellen Themen im eigenen Leben aufzuspüren, wie z. B. Tod, Freiheit, Einsamkeit sowie Sinn und Sinnlosigkeit, Verbundenheit und vielleicht noch einiges mehr, das Sie als existentiell definieren möchten. Um dann in aktuellen Psychotherapien darauf zu achten, ob diese Themen anklingen; nicht zuletzt dadurch, dass sie »sprechend vermieden« werden. Es mag eine Frage des Taktes, ja des Feingefühls, sein, diese Themen anzusprechen oder ggf. auch zu warten, bis sie eingebracht werden.

Corona ist selbstverständlich keine interpersonelle Traumatisierung im üblichen Sinn, sondern eine schicksalhafte Herausforderung. Die Corona-Erfahrung wird jedoch von vielen interpersonell traumatisierten Menschen als Wiederholung tödlichen Erschreckens erlebt. Dabei wird das Schicksal quasi zum Täter und wird ähnlich beantwortet: so als widerfahre jemandem etwas Böses von einer Macht, die stärker ist als man selbst. Dies entspricht in vielem den Erfahrungen, die gemacht werden, wenn andere Menschen massiv schädigend auf uns einwirken, insbesondere gilt das für Kinder und – daraus folgend – für Menschen, die als Kinder schwer interpersonell geschädigt worden sind.

Heute wird Schicksalhaftes erlebt wie frühe verletzende Bezugs-

personen und darauf oft mit Ohnmacht, tiefer Verzweiflung und/oder Wut und Verleugnung reagiert. Corona wird so zum Aufhänger, ohne dass es als solcher erkannt wird.

Angesichts von Corona sind wir aus den o.g. Gründen nun auf jeden Fall auch *in der Psychotherapie* mit einer Reihe von Themen – und daraus sich ergebenden Fragen – konfrontiert, mit denen wir uns insbesondere in den in Deutschland anerkannten Methoden möglicherweise nicht genügend befasst haben.[6] Auch wenn uns existentielle Fragen von PatientInnen nicht gestellt werden, sollten wir daran denken, dass sie im Hintergrund darauf warten könnten, durch Nachfragen eingeladen zu werden. (Wenn unsere Erkundungsversuche zurückgewiesen werden, gilt es selbstverständlich, dies zu respektieren.) Die Fragen könnten etwa so formuliert werden: Hat dies alles einen Sinn? Warum passiert mir das? Warum widerfährt mir die Krankheit/das Ungemach? Könnte ich an der Erkrankung sterben? Wie kann ich es aushalten, wenige oder keine Kontakte haben zu dürfen? Muss ich mich einschränken/mich meiner Freiheit berauben lassen? Was kann mir helfen, die Dinge zu akzeptieren, wie sie sind?

Ich gehe davon aus, dass jetzt mehr existentielle Fragen mitschwingen, als von uns bisher berücksichtigt wurden. Das möchte ich ändern. Ich betrachte von daher die durch Corona an uns gestellten Fragen und Aufgaben als eine Art Weckruf, uns klarer zu werden, was wir wollen und was uns in Krisen trägt.

Ich lade Sie, liebe Leserinnen, liebe Leser, daher immer wieder mit *Fragen* zum Innehalten oder zu kleinen Reflexionen ein.

Einladung zum Innehalten
Was wünschen Sie sich in Bezug auf Ihre therapeutische Arbeit? Was möchten Sie durch die Corona-Erfahrung gewinnen?

Es kann sein, dass die Erkundung existentieller Erfahrungen auch zu spirituellen Fragen führt.

---

6 Ich halte es für bedauerlich, dass »humanistische Verfahren« und Sichtweisen kaum mehr gelehrt werden.

Neues lernen

Im Buddhismus gibt es einige lebenspraktische Empfehlungen, die über Yaloms existentielle Themen hinausgehen. Kategorien, die in Betracht zu ziehen sich lohnen kann. Sehr aufschlussreich finde ich, was im Buddhismus als *Bedrohung* erkannt wird: *Bekommen, was man nicht haben will, nicht bekommen, was man haben will.*

Wie häufig wehren wir uns gegen Dinge, die wir nicht haben wollen, die aber geschehen, ohne dass wir wirklich Einfluss nehmen können; und wie häufig fordern wir, etwas zu bekommen, was uns nicht gegeben wird? Es lohnt sich, das einmal freundlich und genau zu untersuchen, insbesondere bezogen auf die aktuelle Situation der Pandemie: Wir möchten gesund sein und bleiben und spüren doch eine Bedrohung, die in den letzten Monaten möglicherweise zugenommen hat.

Ich will hier sowohl den Belastungen durch die existentiellen Bedrohungen wie auch den Chancen, die sich in einem Bewusstsein der Verbundenheit und des Mitgefühls aufzeigen lassen, nachgehen (vgl. Dürr, 2016). Vielleicht können uns Philosophie und ggf. spirituelle Orientierung in herausfordernden Zeiten, die auch mehr beinhalten als die Bedrohung durch das Virus, mehr Rat geben als psychotherapeutische Fragestellungen und Antworten *allein.*

Im Kontext der Pandemie zeigt sich mehr denn je, dass sich wiederholende traumatische Ereignisse mit fortgesetztem und oft sehr raschem Verlust von Ressourcen einhergehen können. Insbesondere bei Menschen, die bereits in der Vergangenheit traumatisiert wurden; und weiter: dass ein akuter Ressourcenverlust die Belastungen durch früheren Ressourcenverlust verstärkt. Wichtig ist mir zu erkennen, dass dann z. B. auch Gewissheiten wie »ich bin verbunden« verloren gehen und Ängste, manchmal beinahe exponentiell, zunehmen können. Dies fordert uns heraus, zum Mitsein, zur Einfühlung, zum Hoffen, um nur einiges zu nennen, das jetzt möglicherweise dringender gebraucht wird als in früheren Jahren.

Einladung zum Innehalten

Wie möchten Sie mit den hier genannten Erfahrungen und deren *Konsequenzen liebevoll* umgehen können?

Verlusterfahrungen

Pauline Boss (2008) folgend möchte ich zum Ausdruck bringen: Der Wunsch, die aktuell schwierige Situation abzuschließen und hinter uns zu lassen, um Leiden zu beenden und zu einem »normalen« Leben zurückkehren zu können, ist zwar verständlich; zu glauben, dass wir die Situation nach unseren Vorgaben gestalten könnten, erweist sich derzeit jedoch immer wieder als unrealistisch, als eine Art *Denkfehler.* Und wir sollten auch nicht vergessen, dass uns schon bald ähnliche Erfahrungen wie die Corona-Pandemie wieder begegnen könnten, denn es gibt entsprechende Mahnungen.

Helfende sollten sich bewusst machen, »dass sie die Probleme des Klienten nicht lösen und seinen Schmerz nicht zu lindern vermögen« (ebd., S. 142). Eine Pandemie zum Verschwinden zu bringen, liegt ganz gewiss nicht in unserer Macht. Da ist viel zu vieles uneindeutig. Was wir beeinflussen können, ist unser sich daraus ergebendes Handeln, das mir zum Teil geradezu absurde, von purer Angst getragene Züge zu zeigen scheint. Und wir können uns auseinandersetzen und nach Lösungen suchen.

Was wir jederzeit verwirklichen können, ist Mitgefühl mit anderen – und mit uns selbst –, sodass PatientInnen erfahren können, dass wir bereit sind, mit ihnen und ihrem Schmerz zu sein.

Dies wiederum fordert uns heraus, hier und jetzt eine – in unseren Augen und aufgrund unserer Annahmen – »unvollkommene Situation zu akzeptieren« (ebd.). Das Unbehagen, etwas nicht zu wissen und eine Situation nicht bewältigen zu können, werde in der Ausbildung von TherapeutInnen selten thematisiert, meint Boss (ebd., S. 149). Doch unbeantwortbare Fragen gehören untrennbar zu den existentiellen klinischen Problemen, die uns z. B. von traumatisierten Menschen, entwurzelten Familien, Menschen, die in Kurzarbeit gehen müssen, von Arbeitslosen oder von Pflegepersonen, die schwer und unheilbar kranke Angehörige versorgen oder sie nicht besuchen dürfen! präsentiert werden.

»Damit wir mehr *Empathie* zeigen können, wenn unseren Klienten das Gefühl der Beherrschbarkeit fehlt, müssen wir *unsere eigene Situation der Unvollkommenheit erkennen«* (ebd., Hervorhebung L. R.) – und uns damit befassen. Auch die äußere Unvollkommenheit!

Ein Anliegen dieses Buches ist es daher, zu zeigen und uns einzugestehen, dass auch wir nicht alles beherrschen. Jedoch bin ich frei, mich mitfühlend genau mit all diesen Themen der Unvollkommenheit zu befassen, mich zu zeigen und soweit möglich nach Erleichterung auszuschauen. Die Corona-Krise erkenne ich insoweit mehr und mehr als eine nachdrückliche Lernerfahrung für uns alle.

Ähnliche Überlegungen stelle ich im Kontext einer Würdeorientierung in der Psychotherapie an (Reddemann, 2013/2016c, 2020a). Wenn wir unsere eigene Begrenztheit nicht akzeptieren, ist es, als ob wir als Heilkundige den Tod auszutricksen versuchen wie der Arzt im Grimm'schen Märchen »Gevatter Tod«. Manchmal erscheinen mir die Dinge so, als wollten wir alle permanent davon ausgehen, dass wir den Tod – und womöglich alles, was uns nicht passt – hereinlegen könnten. Was für eine Hybris! (vgl. Winter, 2020)

Worum es mir in diesem Buch geht

Ich will in diesem Buch existentielle Themen mit meinem wichtigsten therapeutischen Handwerkszeug, der »Psychodynamisch Imaginativen Traumatherapie«, verknüpfen, und ich will es wagen, eine mir und meinen PatientInnen gemäße Sprache zu finden. Warum?

Zum einen, weil sich die Corona-Krise auch für bisher relativ stabil lebende Menschen als starke Belastung auswirken kann und sie – und wir als PsychotherapeutInnen – möglicherweise mehr noch als bisher einiges an Handwerkszeug benötigen, mit den Beunruhigungen und Ängsten umzugehen.

Zum anderen führen eigene Erfahrungen als »junges Kriegskind«, das groß geworden ist mit den Methoden der Johanna Haarer (1934)[7] – einem aus heutiger Sicht Menschen/Kinder verachtenden

---

7 Johanna Haarer plädiert in ihrem Buch »Die deutsche Mutter und ihr erstes Kind« (1934) entschieden dafür, dass man kleine Kinder nicht verzärteln dürfe. Man solle sie allein lassen, schreien lassen und nur alle vier Stunden füttern. Das Buch von Haarer wurde noch bis in die 80er-Jahre verkauft und gelobt. Meine Mutter hat es mir zur Geburt meines Sohnes im Jahr 1970 geschenkt. Ich habe es damals nicht gelesen. Erst etwa zehn Jahre später, als ich begann, mich mit den Folgen der NS-Zeit und den dort herrschenden Ideologien auseinanderzusetzen.

Umgang –, zu einer Reihe von Reflexionen, nicht zuletzt in Bezug auf das »Ausgesetzt- und Verlorensein« durch Corona.

Es erscheint mir unerlässlich, davon auszugehen, dass Menschen, die als Babys und Kleinkinder keine sichere Bindungserfahrung machen konnten – und das sind hierzulande sehr viele –, dies in einer Psychotherapie nachholend erleben dürfen sollten; mit der Therapeutin und mit sich selbst, indem ungeborgene jüngere Anteile[8] liebevoll versorgt werden, damit sich das erwachsene Ich nach und nach in einer niemals ganz sicheren Welt zurechtfinden und sie akzeptieren kann. Darüber hinaus geht es um die Entdeckung von Wegen, sich an dem, was möglich ist, erfreuen zu können.

Was ich als Psychotherapeutin immer anstrebe, ist, dem erwachsenen Menschen, der zu mir kommt, eine sichere, haltgebende Beziehungserfahrung zu ermöglichen, sodass aufgrund der gemeinsamen Arbeit traumatische Erinnerungen nicht mehr so quälen und ein Leben mit dem Wissen darüber möglich erscheint; und dass traumatische Erfahrungen erinnert werden können, jüngere, verletzte Anteile versorgt werden, ohne dass PatientInnen sich davon überwältigt fühlen, und dass sich dadurch der traumatische Stress zurückbilden kann (vgl. dazu ausführlicher Reddemann, 2021, Reddemann & Wöller, 2019). Dies wiederum kann und sollte dazu führen, dass die Herausforderungen der aktuellen Belastungen mit mehr Gelassenheit gemeistert werden können, ohne dass traumabedingte Intrusionen und Beziehungsverzerrungen eine notwendige Arbeit fortwährend stören.

Leserinnen und Leser sind herzlich eingeladen, mich auf der Suche nach Hilfreichem zu begleiten. Ich bitte alle, die diese Zeilen lesen, eingedenk zu sein, dass es um Suchprozesse geht, die wir ggf. für uns selbst und gemeinsam mit unseren Patientinnen und Patienten gehen. Einiges ist offen und es kann auch noch längere Zeit so blei-

8 Ich spreche heute statt vom »inneren Kind«, ein Ausdruck, den ich selbst früher verwendet habe und der immer noch sehr viel gebraucht wird, lieber von jüngeren Anteilen: 1. Weil es sich in der Regel um mehr als ein Kind handelt und 2. Weil es sich durchaus auch um ältere Anteile handeln kann. Also z. B. Erwachsene, denen Schlimmes widerfahren ist, die eine glückliche Kindheit hatten.

ben. Zumal ständig neue Themen auftauchen, wie ich das in dieser Geschwindigkeit früher nicht erlebt habe.

Ich lade Sie mit diesem Buch ein, dass Sie, wenn Sie mögen, meine Erfahrungen aus 50 Jahren psychiatrisch-psychotherapeutischer Berufstätigkeit als Ermutigung aufgreifen, mit einem möglicherweise etwas anderen Blick auf die Corona-Erfahrungen zu schauen. Meiner Meinung nach bedarf unser psychotherapeutisches Handeln, was das Existentielle angeht, einiger neuer Überlegungen,[9] und dazu passend einiger konkreter Empfehlungen. Die, so hoffe ich, für Leserinnen und Leser von Gewinn sein werden. Es handelt sich um Suchprozesse, das sei nochmals betont, vor allem aber um ein Bemühen um Beziehungen, die von den an existentiellen Themen zum Teil schwer leidenden Patientinnen und Patienten als beantwortend und unterstützend wahrgenommen werden können.

9 Genau genommen ist daran nur neu, dass die deutschen Mainstream- und Kassen-zugelassenen Therapien sich nicht ausführlich um existentielle Fragen gekümmert haben und sich jetzt vermehrt dafür interessieren sollten.

KAPITEL 1

Soziologische und historische Blicke auf die Krise

1.1 Die Zerbrechlichkeit des Sozialen

Überlegungen des Soziologen Andreas Reckwitz (2020) können für eine Psychotherapie *ergänzend* wichtig sein: Er spricht von der »Zerbrechlichkeit des Sozialen« (o. S.), die uns nun gerade durch das Virus bewusst werde. *Die Zerbrechlichkeit des Sozialen* zeigt sich jetzt mit einer Wucht – denn es gab sie schon länger (vgl. dazu Tony Judts wunderbares Buch »Dem Land geht es schlecht«, 2014) –, die extrem beunruhigend wirken und die persönliche Zerbrechlichkeit verschärfen kann.[10]

Reckwitz (2020), Jahrgang 1970, meint auf die Frage des SRF: »Was haben Sie als Soziologe aus der Corona-Krise bislang gelernt?«, dass es ihn persönlich betroffen gemacht habe, wie zerbrechlich die Gesellschaft sein kann, denn seine Generation habe die Gesellschaft als etwas Stabiles erlebt. Eine Aussage, die mich eher verwundert, denn als ab Mitte der 90er-Jahre der Neoliberalismus bei uns Einzug hielt, habe ich, Jahrgang 1943, die Gesellschaft keinesfalls als stabil erleben können. Es erscheint mir wichtig, zur Kenntnis zu nehmen, dass jede Generation eine eigene Sicht auf Erfahrungen – und damit auf die Zukunft – entwickelt (vgl. ebd., o. S.).[11]

Reckwitz betont, dass alles das, was wir dem autonomen Subjekt

10 Ich würde mir wünschen, dass sozialpsychiatrisches Erkennen und Verstehen wieder mehr in den Blick käme.

11 Auch dies fordert mich heraus, deutlich zu machen, dass ich als alte Frau, als »Kriegskind«, spreche und daher teilweise geprägt bin von anderen Erfahrungen als die Jüngeren.

gerne zuschreiben, etwas sei, was man eigentlich erst könne, wenn man einen Subjektivierungsprozess in der Gesellschaft durchgemacht habe. Nun aber gebe es große Fragezeichen in diesem »Subjektivierungsprozess«. So hätten ja viele gelernt, anzunehmen, dass »alles« immer größer, besser, vollkommener werden könne, vorausgesetzt, man strenge sich nur genug an (vgl. kritisch hierzu Cabanas & Illouz, 2019; Sennett, 1998).

Dazu wiederum am 2.10.2020 Tim Leberecht (vgl. Steingart, 2020), Unternehmer, Bestsellerautor (»Business-Romantiker«) und Vordenker für einen neuen Humanismus in der Wirtschaft in einem Interview: Wir können verlieren, ohne Verlierer zu sein. Wer eine menschlichere Wirtschaft wolle, der komme um das Verlieren nicht herum: »Unsere Erfolgsgeschichten sind immer auch die Verlustgeschichten der anderen. Wir ahnen durch Corona, dass die Ära des Gewinnens vorbei ist, dass wir in Zukunft immer mehr und immer wieder verlieren werden.« (ebd., o. S.)

»*Verlieren ist die Schlüsselkompetenz der Zukunft*. Wir müssen daher lernen, in einer weniger aggressiven, einer sanfteren Art zu wirtschaften, zu arbeiten und zu leben. Wir werden lernen müssen, zu verlieren, abzugeben, aufzugeben, nachzugeben und uns hinzugeben.« (ebd., o. S.; Hervorhebung L. R.)

Leberecht (ebd.) macht hier deutlich, dass Corona uns auch zu innerer Umkehr einladen kann. »Abgeben, aufgeben, nachgeben« werden oft als Verlusterfahrungen erlebt, mir scheint es jedoch ebenso möglich, dass sie uns bereichern können und Hingabe genau dadurch möglich wird. Nicht nur in einem paradoxen Sinn, sondern weil wir uns wieder als fähig, zu geben und zu teilen erleben können. Jenseits einer Doktrin, die uns weismachen will, dass es so gut wie immer um eigennützige Ziele zu gehen habe (vgl. hierzu Göpel, 2020). Daraus folgt auch, dass wir die Erfahrung unseres Nichtwissens, unsere Hilf- und Ratlosigkeit in Bezug auf das Virus, mehr und mehr akzeptieren sollten. Wie z. B. Menschen im Dreißigjährigen Krieg, sowie zuvor und danach, werden wir heute wieder mit großer existentieller Unsicherheit konfrontiert. Etwas, das Andreas Gryphius in seinem Vanitas-Gedicht zum Ausdruck gebracht hat: Im Jahr 1643, also während des Dreißigjährigen Krieges, schrieb Gryphius: *»Es hilft kein weises Wissen, Wir werden hingerissen, Ohn einen Unterscheid«* (Gryphius, 1634/1985, S. 273). Dies wiederum kann uns Verbundenheit vermitteln. Wenn es uns dann auch noch gelingt, Verbundenheit über gemeinsam geteilte Freude zu erfahren, verfügen wir möglicherweise über genügend Stärke, die Krise zu überwinden.

Vielleicht geht es um eine Chance eines Neubeginns, einer anderen Begegnung mit allem, was uns vertraut erschien oder aber uns nicht interessierte. Ich beobachte an mir selbst, dass ich mich um Dinge kümmere, die mich zuvor in keiner Weise interessiert haben. Und ich staune. Es erscheint mir sehr bedeutsam, dass wir uns unserer Verantwortung für unser aller Leben bewusster denn je werden. Um dies zu können, benötigen wir ein Bewusstsein unserer selbst und Offenheit für Andere, ja für die Welt.

Hierzu erscheint mir der Hinweis von Wilhelm Heitmeyer, Manuela Freiheit und Peter Sitzer (2020) hilfreich, dass bei krisenhaften Ereignissen autoritäre Versuchungen eher zunehmen. Entsicherte Zustände seien selten gute Zeiten für Solidarität, breites demokratisches Engagement oder mutige Experimente mit neuen ökonomischen Konzepten oder Modellen der demokratischen Repräsentation. Auch gehen die AutorInnen davon aus, dass »politische, administrative und kontrollierende Institutionen« (S. 296) am Erhalt ihrer Eingriffsrechte interessiert bleiben und Machtzuwachs behalten wollen und dass autoritär eingestellte Bevölkerungsteile dies sogar begrüßen würden. Diese Beschreibung teile ich. Heitmeyer, Freiheit und Sitzer (2020) zitieren außerdem Heribert Prantl (2020), der davon ausgeht, dass Grundrechtseingriffe möglicherweise beibehalten werden. Auch diese Sorge teile ich und sie wird auch von anderen geteilt.

Wir werden mit unserer Unsicherheit, Verletzlichkeit und Sterblichkeit konfrontiert auf eine Art, die man brutal nennen könnte. Es gibt die Krankheit, die das Virus auslösen kann, und es gibt Angst und Panik aufgrund der daraus sich ergebenden Unsicherheiten und getroffenen Maßnahmen, die manche in Verzweiflung stürzen können. Und auch wir PsychotherapeutInnen sind nicht mehr auf sicherem Gelände – selbst wenn wir das gerne glauben würden. Wir kommen nicht mehr umhin, die Welt »neu zu denken« (vgl. Göpel, 2020), unsere Gewohnheiten genau anzusehen und vielleicht auch in Frage zu stellen. Dies gibt uns auch Würde!

Ich wünsche mir, dass wir uns alle von den sich im Kontext der Corona-Pandemie zeigenden sozialen – und psychischen – Problemen angesprochen fühlen (sollten). Nicht wenige von uns sind auch persönlich von Ängsten betroffen. Wie bereits erwähnt, kann sich Altes, das gut bearbeitet schien, wieder zeigen. Ebenso können wir von sozialen Verwerfungen betroffen sein.

Vielen Menschen hilft, sich durch Theorien abzusichern. Leider gibt es derzeit herzlich wenig gesichertes Wissen und daher in diesem Bereich wenig gesicherte Handlungsoptionen. Meine Annäherungen geschehen daher nach dem Prinzip Versuch und Irrtum. Sicher scheint mir, dass manche Patientinnen und Patienten jetzt unsere Hilfe benötigen und nicht darauf warten können, dass es irgendwann einmal genügend gesichertes Wissen zum Umgang mit Menschen gibt, die von der Pandemie bis ins seelische Mark getroffen sind.

Auch ist mir wichtig hervorzuheben, dass es ja nicht so ist, dass wir keinerlei Erfahrung im Umgang mit Angst und großer Unsicherheit hätten. Und wir wissen, was Menschen in Not vor allem brauchen: Nämlich mitfühlende Andere.

Mitgefühl in Psychotherapien zu zeigen ist erst neuerdings explizit gefragt. Ich werde diesem Thema später hier ein Kapitel widmen. Es ist auch nicht so, dass wir keine Ahnung haben, wie Verzweiflung, Not, Sichverlassenfühlen begegnet werden kann. Wir sollten nicht vergessen, hinter die Kulissen von Corona zu schauen, denn es begegnen uns Menschen mit ihren Nöten, die wir schon lange kennen! (vgl. Wampold, Imel & Flückiger, 2018) Es begegnen uns aber auch Visionäre, deren Ideen wir prüfen können und sollten.

Einladung zum Innehalten

Niemand kann uns daran hindern, Momente der Freude, vielleicht sogar des Glücks, bewusst wahrzunehmen und intensiv zu erleben. Dazu empfehle ich – gerade jetzt – das Führen eines Freudetagebuchs.

1.2 Der historische Blick

Für mich hatte der historische Blick schon immer eine hohe Bedeutung. Er hilft mir, tiefer zu verstehen *und* mich verbunden zu fühlen – mit dem Leiden der Menschen in früheren Zeiten und wie sie versuchten und wie es ihnen gelang, damit umzugehen. Ein Blick auf die Geschichte zeigt, dass es bereits Pandemien gab, die die Menschheit überlebt hat – wenngleich teilweise mit unfassbaren Opfern. Zu diesem Gesichtspunkt verhalf mir hier insbesondere der Züricher Historiker Sarasin (2020) und seine Interpretation von Foucaults (1975/1994) Überlegungen zu Pandemien. Der historische Blick kann eine Weite ermöglichen, die wir mit ausschließlich auf psychotherapeutische Konzepte gerichteter Aufmerksamkeit nicht erreichen können.

Wir sind gerade jetzt eingeladen, Geschichtsvergessenheit infrage stellen zu dürfen und aus der Geschichte lernen zu können. Daraus kann sich ein tröstliches Erleben von Verbundenheit ergeben. Menschen standen häufig vor schweren Herausforderungen, und sie haben immer wieder *kreative Lösungen* gefunden. Dazu sind wir auch fähig! Ich empfehle, sich im Internet die »Kleinste Bühne der Welt« (kleinstebuehne.de) anzusehen mit der Erzählung über die »Große Pest« (Rost & Baesecke, 2020), das ist herzerwärmend.

Wie erwähnt, hatten viele Menschen zumindest zu Beginn der Pandemie kein Wissen darüber, dass es schon vor langer Zeit Epidemien und Pandemien gab (vgl. ausführlich Taylor, 2020). In Europa waren das vor allem Pest, Cholera, Pocken und Typhus. Diese ansteckenden Krankheiten haben gewütet und sind im Laufe der Jahrhunderte aufgetaucht und wieder verschwunden. Die bedeutendste Epidemie in Europa war die schwarze Pest. Sie führte in den Jahren 1347 bis 1352 innerhalb von fünf Jahren zum Tod von fünfzig Prozent der Bevölkerung, wodurch u.a. Veränderungen in Wirtschaft und Geopolitik ausgelöst wurden.

Pocken werden wie Covid-19 durch ein hochansteckendes Virus ausgelöst. Das Pocken-Virus scheint »besiegt« seit den großen Impfkampagnen ab 1958. Ich setze »besiegt« in Anführungszeichen, nicht zuletzt, weil es mir so vorkommt, als seien die meisten dieser Siege

Pyrrhussiege; denn es tauchen immer wieder neue Krankheitserreger auf, die uns mehr oder weniger bedrohen. Hochagressive Grippe-Pandemien fanden in 1918, 1957, 1968 und 2009 statt. Später werde ich von einem Patienten berichten, der noch vor Entdeckung des entsprechenden Impfstoffs in den 40er-Jahren an Poliomyelitis schwer erkrankte und der durch Covid-19 und die Maßnahmen dazu schwer retraumatisiert wurde. Und dies, obwohl er seine diesbezüglichen Psychotherapien bis vor kurzem als äußerst hilfreich empfand.

Der Historiker Philipp Sarasin (2020) von der Universität Zürich geht in einem Artikel »Mit Foucault die Pandemie verstehen?« der Frage nach, ob wir mit Michel Foucault und mit den theoretischen Konzepten und historischen Beispielen, die dieser in den 1970er-Jahren entwickelte, die gegenwärtige Lage deuten können. Und meint, »Ja – aber anders, als man denkt.« (o. S.) Er konzentriert sich darauf, »dass Foucault immer wieder über drei Infektionskrankheiten sprach und den politischen Umgang mit ihnen als Modell für drei verschiedene Formen des Regierens bezeichnete: Lepra, Pest und Pocken« (ebd., o. S.).

Foucaults (1975/1994) Ansatz in der Lesart von Sarasin (2020) spricht mich sehr an. Es geht hier um unterschiedliche Umgangsweisen mit epidemischen bzw. pandemischen Erkrankungen durch die jeweils Mächtigen. Wir können das übertragen auf unseren kollektiven und auch unseren therapeutischen Umgang mit den an der Pandemie Erkrankten; nicht zuletzt sogar auf unseren Umgang mit uns selbst, denn wir können an uns selbst beobachten, wie wir »mit Macht« versuchen, der Folgen der Katastrophe im eigenen Innern »Herr-In« zu werden. Die verschiedenen Umgangsweisen, wie sie Foucault (1975/1994) beschrieben hat, und die Sarasin (2020) interpretiert, will ich hier etwas genauer betrachten und um weitere historische Erkenntnisse ergänzen: Sarasin (ebd.) schreibt, Foucault habe sich auf drei Formen der Macht im Umgang mit Pandemien konzentriert:

Im ersten Modell zeigt Foucault den Umgang mit der Lepra: Hier werden die Gesunden von den Kranken radikal getrennt, man »schließt die Devianten und Verrückten aus der Gesellschaft aus, möglichst vor die Tore der Stadt, um sich dann im Wesentlichen nicht mehr um sie zu kümmern« (ebd., o. S.). Ganz so schlimm ist es zumindest hier nicht gekommen, aber in Ansätzen scheint zu Beginn der als Pandemie wahrgenommenen Problematik dies doch durchzuscheinen. Und während ich dies schreibe, im November 2020, erneut.

Nach dem »Lepra-Modell« kam das »Pest-Modell«. Dieses wird als Modell von Disziplinierung beschrieben: »Ein System lückenloser Kontrolle aller Grenzen und Übergänge in der Stadt …« und die Forderung nach strenger »Einsperrung der Bürger in ihre Häuser« (ebd.): »Der Raum erstarrt zu einem Netz von undurchlässigen Zellen. Jeder ist an seinen Platz gebunden. Wer sich rührt, riskiert sein Leben: Ansteckung oder Bestrafung« (Foucault, 1975/1994, S. 251). Das konnten *und können* wir jetzt leider immer noch auf ähnliche Weise erleben![12]

Das dritte Modell, nämlich das »Pocken-Modell«, wird von Sarasin (2020) zusammenfassend so beschrieben:

> »Das Pocken-Modell der Macht basiert im Wesentlichen darauf, dass die Macht den Traum aufgibt, die Pathogene, die Eindringlinge, die Krankheitskeime vollständig auszumerzen, die Gesellschaft wie in Zeiten der Pest ›in die Tiefe‹ hinein zu überwachen und die Bewegungen aller Individuen zu disziplinieren. Die Macht koexistiert vielmehr mit dem pathogenen Eindringling, weiß um sein Vorkommen, sammelt Daten, erstellt Statistiken, lanciert ›medizinische Feldzüge‹, die durchaus den Charakter der Normierung und Disziplinierung der Individuen annehmen können – aber die Disziplin, gar die vollständige, kann in der Moderne kein vernünftiges Ziel der liberalen Macht mehr sein. Nur dort, wo sie dies dennoch anstrebt, wo die Macht vom Pocken-Modell zum Pest-Modell zurückkehren möchte, wird sie autoritär, ja letztlich totalitär.« (ebd., o. S.)

12 Da es mich sehr bekümmert, dass wir derzeit auf Konzerte verzichten müssen, finde ich es lehrreich, dass auch der Verzicht auf Musik bei früheren Epidemien üblich war. So zum Beispiel im Wien des Johann Strauß während der Cholera-Epidemie (vgl. Vogl, 2020).

Das empfinden inzwischen durchaus auch Menschen, die keine »Verschwörungstheoretiker« sind, als Gefahr und als Irrweg.[13]

Diese Modelle der Macht zu erinnern, kann durchaus hilfreich sein, einiges, was wir jetzt erlebt haben bzw. erleben, einzuordnen: Das Pocken-Modell beschreibt Sarasin (2020) als liberale Möglichkeit des Staates im Umgang mit der Pandemie. Doch es lauere das Lepra-Modell: »Es beschreibt jene da und dort auftauchende Idee, man könne doch die Alten jetzt einfach sterben lassen, ›to save the economy‹ – oder es wird faktische Realität, wenn Alten- und Pflegeheime aufgegeben werden und die Insassinnen und Insassen darin eingeschlossen alleine sterben.« (ebd., o. S.)

Foucault (1975/1994) sei es darum gegangen, »die Möglichkeit, sich in einer bestimmten Weise zu verhalten, die eben nicht von der Macht vorgegeben ist«, zu beschreiben, als »Grundlage für die Freiheit des Subjekts« (Sarasin, 2020, o. S.).

Noch ehe ich diese abschließenden Sätze von Sarasin las, wurde mir klar, dass die Überlegungen von Foucault in der Lesart von Sarasin eine Einladung sein können, uns damit zu befassen, welche Macht wir uns jeweils selbst im Umgang mit dem Virus zusprechen, und bewusster wahrzunehmen, wie die Politik mit Macht, mit Ohnmacht und mit Machtmissbrauch agiert.

René Schlott, Historiker am Leibniz-Zentrum für Zeithistorische Forschung in Potsdam, rät:

> »*Unser Staat als Rechtsstaat, als freiheitlicher und offener Staat sollte Freiheit und Bürgerrechte als erstes garantieren.* Wo hat das sonst seine Grenze, wenn der Staat sich für die Gesundheit aller Menschen verantwortlich fühlt? Wenn er sehr stark in das Privatleben eingreift, dann müsste auch Zucker verboten werden, Alkohol verboten werden, das Rauchen, der Individualverkehr. All das ist für die Menschen gefährlich, aber der Staat sollte seine Rolle hier nicht überdehnen. Vor allem, wenn es hier so etwas gibt wie Zwang, wie Verpflichtung. Das ist nicht vereinbar mit

13 Wie z. B. im Fall des Amtsarztes Friedrich Pürner, der Herrn Söder in einigen Punkten widersprach und daraufhin zwangsversetzt wurde (vgl. DPA, 2020).

> einem freiheitlich-demokratischen Staat.« (Schlott, in Jütte & Schlott, 2020, o. S.; Hervorhebung L. R.)

Und doch geschieht genau dies! Es braucht viele und vieles, damit wir Dinge wenigstens annähernd verstehen und Herausforderungen bewältigen können. Wir erleben in Bezug auf Covid-19, wie viele Irrwege es geben kann. Der historische Blick kann helfen, Dinge auf andere Art zu verstehen und einzuordnen, als wir es gewohnt sind. Das könnte Freiräume schaffen, die wir m. E. dringender denn je brauchen. Wir können, wenn wir die unterschiedlichen Sichtweisen der Historiker betrachten, erkennen, dass es viel Widersprüchliches gibt, das uns einladen kann, uns selbst zu befragen, was wir als stimmig erleben. Dazu gibt es im Laufe der letzten Monate – vom Januar 2021 aus betrachtet – viele Fragen, die sich möglicherweise erst aus einer historischen Perspektive einordnen lassen.

Ich lese Texte der Historiker auch deshalb mit Interesse, weil ich die Bemühungen so vieler Menschen über die Jahrhunderte miterleben darf, mit den Herausforderungen des Lebens umzugehen, was bei mir eine Empfindung von Verbundenheit auslöst. Und sie helfen mir, meine aktuelle Unsicherheit, die ich bisweilen als leidvoll erlebe, erträglich zu machen. Mit dem Wissen um unterschiedliche Sichtweisen lässt sich insofern leben, als wir wissen können, dass es *die* Lösung wohl nicht gibt.

Bruno Latour war schon immer so etwas wie ein Universalgelehrter, der in seiner frühen Arbeit »Krieg und Frieden. Starke Mikroben – schwache Hygieniker« (1984/2007) einen wichtigen Gedanken vertritt, der selten in solcher Klarheit geäußert wird. Ich habe ihn nicht zuletzt gerne gelesen, weil er vermittelt, dass Menschen früher ähnliche Themen wie wir heute hatten.

Latour (ebd.) betont nämlich, dass es niemals einer allein sein konnte, der die Mikroben dingfest gemacht hat (S. 112). *Also auch hier wieder Verbundenheit und Aufeinander-angewiesen-Sein.* Es geht Latour – auch in späteren Werken – darum aufzuzeigen, wie Menschen mit vielen Anderen zusammenhängen und auch abhängig sind von Dingen und anderen Menschen. So ist z. B. jeder Wissenschaftler und jede Wissenschaft kaum je ganz auf sich selbst gestellt. Alle und alles, was hilft, zu Ergebnissen zu gelangen, ist bei genauer Betrachtung – das wird nur kaum je reflektiert – notwendig, dass Ergebnisse möglich werden. Was wären wir z. B. heute ohne unsere PCs? Auch heute – und besonders heute! – sind viele unterschiedliche Wissenschaftler aufeinander angewiesen und wir wiederum auf diese verschiedenen Wissenschaftler. So fordert Gerd Antes (2020), dass wir eine interdisziplinäre Task Force brauchen (o. S.).[14]

Dieser kurze Streifzug möchte dazu einladen, Interesse an der Geschichte von Epi- und Pandemien zu entwickeln, damit wir mit dem, was ist, etwas gelassener umgehen und vor allem darauf vertrauen können, dass Menschen schon immer kreativ mit großen Herausforderungen umgegangen sind und dass *wir* das auch vermögen!

Einladung zur Reflexion

Wem verdanken Sie es, dass Sie Psychotherapeutin/Psychotherapeut geworden sind? Wenn Sie mögen, können Sie sich an alle Menschen erinnern, die Ihnen Dinge beigebracht haben, die Ihnen auch heute noch dienlich sind. Und: Sie können danke sagen.

1.3 Begleiter und Begleiterinnen aus verschiedenen Jahrhunderten – eine persönliche Auswahl

Nach meinem Empfinden hat es in meinem Leben als erwachsene Frau – seit 1964, wo ich mit 21 Jahren als erwachsen galt – noch nie eine so grundlegende Infragestellung des Sicherheitsempfindens im Hier und Jetzt gegeben wie durch die Corona-Pandemie. Es gab während meines bewusst erinnerbaren Lebens die Nachkriegszeit, die für mich als Kind von großer materieller Not gekennzeichnet war; danach schien es lange Zeit so, als lebten wir in Sicherheit und ausreichend materiell versorgt. Natürlich erinnere ich mich an eine

---

14 Gerd Antes ist Professor an der Medizinischen Universität Freiburg, Experte für Biometrie und Statistik. Er gilt als einer der Wegbereiter für eine evidenzbasierte Medizin in Deutschland und leitete das deutsche Cochrane Zentrum (vgl. Antes, 2020).

Reihe von Kriegen und Krisensituationen, insbesondere den Korea- und den Vietnamkrieg und die Golfkriege – vor allem den zweiten Golfkrieg – die mich als bereits erwachsene Frau zu politischem Engagement bewegten. Für mich wurde damals bewusst erfassbar, dass alles auf der Welt verbunden ist, sodass direkte und indirekte humanitäre Engagements immer wichtiger wurden.

Nun ist durch die Pandemie das Bedrohungserleben näher gerückt: Sie ereignet sich im Nahraum, in der Stadt, in der ich mich häufig aufhalte, auf dem Land, wo ich gerne meine Freizeit verbringe. Es entwickelt sich, nicht zuletzt durch sehr viele – zu viele – mediale Informationen, ein immer stärker werdendes Empfinden von »Was, wenn ich selbst erkranke, was, wenn mir nahe Menschen erkranken und daran sterben?«. Bis Anfang 2021 haben sich die Zahlen von Verstorbenen und schwer Erkrankten in erheblichem Maße erhöht.

Es geht diesmal also offensichtlich mehr als in früheren Jahren um eine mir sehr nahe rückende existentielle (Todes-)Bedrohung. Und es scheint vielen Menschen so zu gehen.[15] Und, um dies nochmals hervorzuheben: Als tödlich erlebte Bedrohungserfahrungen können bei zuvor traumatisierten Menschen, insbesondere interpersonell traumatisierten Menschen, als Trigger wirken. Es können dadurch alle anderen existentiellen Grundbedingungen bewusster werden:

Wo beginnt, wo endet unsere Freiheit, hat mein Leben Sinn, wie viel Alleinsein ist mir wichtig? Wie verbunden erlebe ich mich? Wie viel Mitgefühl wünsche ich mir und wie viel bin ich bereit zu geben?

Einladung zur Reflexion

Vielleicht mögen Sie diesen Fragen in Bezug auf Ihr eigenes Leben nachgehen?

Im Laufe meines Lebens bin ich immer wieder auf Künstlerinnen und Künstler gestoßen, die mir durch ihre Lebensgeschichten, ihre Werke und ihr Beispiel Mut gegeben haben, mit schweren Zeiten konstruktiv umzugehen. Seit jungen Jahren stehen mir bei: Lao-tse mit seinem »Tao Te Ching«, Johann Sebastian Bach, dessen Werken

15 Ich lasse offen, ob diese erlebte Bedrohung immer reale Grundlagen hat.

ich mich stundenlang widmen kann, Friedrich Schiller, der schon dem Kind mit seinen Freiheitsidealen Halt gab, sodass ich mich mit etwas Größerem verbunden und getröstet fühlte, Werke von DichterInnen, die mir Mut machten zu suchen, z.B. Rose Ausländer (1976) und Mascha Kaléko (2007a), aber auch Erich Fried (1983), um hier nur einige der mir wichtigsten zu nennen.

Ich finde historische Blicke deshalb hilfreich, weil es Pandemien seit Jahrtausenden gibt; ebenso solche Sichtweisen, die anders als »nur« psychologisch-psychotherapeutisch zu schauen einladen, daher beschäftigen mich u.a. Biographien, die mit extrem belastenden Erfahrungen zusammenhängen. Es stellen sich mir einige Fragen: Ob es weise ist, stets Herrin des eigenen Schicksals sein zu wollen. Und wie es gehen könnte, wenn die Antwort Ja ist. Und wie, wenn die Antwort Nein ist. Und wie, wenn sie manchmal Ja und manchmal Nein lautet. Dazu laden die Erfahrungen der Genannten ein, vor allem ein Satz von Lao-tse: »Das einzig Unveränderliche ist die Veränderung.«

Beispielhaftes im Umgang mit Extremerfahrungen

Im Kontext meiner vielen Fragen fielen mir Frauen ein, die sehr schwere Schicksale auf ihre je eigene Weise gemeistert haben. Alma Rosé, die als Leiterin des »Mädchenorchesters« von Auschwitz vielen das Leben gerettet hat und dort ums Leben kam (vgl. Newman, 2002); Frida Kahlo, die die Folgen einer Kinderlähmung und eines beinahe tödlichen Unfalls ein Leben lang zu tragen hatte (vgl. Herrera, 2018); Mascha Kaléko, die ein sehr treuer Mensch war und extrem unter dem Verlust ihrer Heimat litt (vgl. Zoch-Westphal, 1987); Niki de Saint Phalle, die massive Brutalität und sexualisierte Gewalt als Kind erleben musste und doch mit ihren »Nanas« auf besondere Weise Mütterlichkeit feierte (vgl. Schröder, 2002). Schließlich Ágota Kristóf (2013, 2016), die ihre Heimat Ungarn 1956 verlassen musste und in einem Land, dessen Sprache sie nicht verstand, versuchte, ein neues Leben zu beginnen, was ihr auf bemerkenswerte Weise gelang (vgl. Stalder, 2011).

Alle diese Frauen waren extremen, ja lebensbedrohenden Bedingungen ausgesetzt, die durchaus mit schweren – z.B. Corona-Belastungen – vergleichbar sind; manche ihrer Erfahrungen erscheinen mir sogar erschreckender. Und sie sind mit ihnen auf ihre je eigene Weise kreativ umgegangen. Ich habe von ihnen gelernt und denke, dass vieles, was sie erlitten haben, zeigt, dass in uns Kräfte schlummern, die uns helfen, auch mit großen Herausforderungen und Belastungen auf unsere je eigene Weise umzugehen. Ihre Biographien sind Beispiele für »Überlebenskunst« (vgl. Reddemann, 2013/2016b). Vielleicht laden sie sogar dazu ein, die eigenen aktuellen Schwierigkeiten in einem etwas anderen Licht zu betrachten, ähnlich wie die folgenden Gedanken:

Im März 2020 erhielt ich von einer Freundin Worte zu Corona aus der Osnabrücker Marienkirche: Hier heißt es, dass nicht alles abgesagt sei. Und es wird aufgezählt:

Sonne, Frühling, frische Luft, Beziehungen, Liebe, Lesen, Zuwendung, Musik, Freundlichkeit, Dankbarkeit, Wertschätzung, Spielen, Gespräche, Glauben, Hoffnung, Träumen und Beten sind nicht abgesagt (vgl. Wübbe, 2020, o.S.).

Ein sehr klärender und ermutigender Text! Es waren Worte, die mich zu Beginn der Pandemie erreichten, in einer Zeit der ersten Verunsicherung, die sich inzwischen kollektiv mehr und mehr zu verselbständigen scheint, und sie gaben mir Hoffnung. Auch hier ein Ja zu Möglichkeiten, die wir haben, und eine Einladung, danach zu handeln. Und diese Möglichkeiten bestehen alle noch immer.

Und es geht immer wieder um ein Ja zu Verhaltensweisen, die uns jederzeit zur Verfügung stehen können: zuhören, verstehen, berühren – dies allerdings wohl vorerst »nur« seelisch, solange körperliche Berührung nicht angeraten werden kann – und Verbundenheitserfahrungen zulassen und ausdrücken.

Besonders wertvoll ist für mich im Zuge der Arbeit an diesem Buch die Wiederentdeckung von Riane Eisler. Ihr Buch »Kelch und Schwert« (1989) als flammende Einladung für – wie man wohl erst später sagte – Gender-Gerechtigkeit, war für mich wegweisend. Auf der Basis ihrer Forschungen schon in den 70er- und 80er-Jahren fand sie auch zur Care-Ethik.

> »In der aktuellen Diskussion stellt sich Care-Ethik als eigenständiger Entwurf dar, entstanden aus dem interdisziplinären Zusammenwirken von Philosophie, Ethik, Sozialwissenschaften, Sozialer Arbeit, Politikwissenschaften, Pflegewissenschaften und Medizinethik. ›Care‹ lässt sich nicht gleichbedeutend mit Sorge übersetzen, weshalb auch in deutschsprachigen Publikationen der englische Begriff verwendet wird. Das englische Wort ist schwer übersetzbar, vieldeutig und verweist auf Werte, Gefühle und konkrete Praxis gleichermaßen.« (Chilian, 2017, o.S.)

Fürsorge mag an Praktiken der Bevormundung von Schutzbefohlenen erinnern, sodass das englische Wort für uns neutraler wirkt. Mich erinnert Fürsorge an den katastrophalen Umgang mit Kindern in Heimen nach dem Zweiten Weltkrieg. Riane Eislers (1989) auch hier wieder flammende Einladung werde ich später ausführlich vorstellen. Und ergänzend dazu denke ich an Marie-Luise Wolffs luzide Auseinandersetzung in: »Die Anbetung. Über eine Superideologie namens Digitalisierung« (2020), die deutlich macht, dass die Möglichkeiten der Digitalisierung, auf die wir uns jetzt ja gerne stützen, nicht das Allheilmittel sind und sorgfältig geprüft werden sollten. Ich bin dankbar für diese Vordenkerinnen, die mir helfen, mich den aktuellen Herausforderungen zu stellen, die im Übrigen erheblich komplexer sind, als es uns die Pandemie-Politik vermittelt.

KAPITEL 2

Psychotherapie in Zeiten von Corona und anderen kollektiven Krisensituationen

Schulenspezifisches Handeln in der Psychotherapie scheint mir im Kontext der hier angesprochenen Themen nicht ausreichend zu sein. In Zeiten evidenzbasierter Psychotherapie wird vom Mainstream unisono vertreten, dass das, was jeweils als evidenzbasiert empfohlen wird, das einzig Vertretbare sei. Dabei steht am Beginn und am Ende der Suche nach Evidenz immer auch das Wissen um unsere Begrenzungen. Zum Beispiel allein schon bei Diagnosen. Denn es gibt viele Störungsbilder, oder sage ich lieber Belastungen, die in den Diagnose-Manualen nicht vorkommen, und allein von daher kann nur bedingt eine Suche nach Evidenz stattfinden und Orientierung geben.

Klinische Evidenz hat inzwischen einen recht geringen Stellenwert. Das bedaure ich und stehe zu meiner klinischen Erfahrung.

Die neuere Psychotherapieforschung lehrt uns insbesondere, dass es wichtig ist, PatientInnen als ExpertInnen ihrer selbst anzuerkennen. Das scheint mir im Kontext von Corona und anderen existentiellen Bedrohungen besonders wichtig (vgl. Castonguay & Hill, 2017).

Derzeit wird von verschiedenen Seiten auf das sehr lesenswerte Buch von Steven Taylor: »Die Pandemie als psychologische Herausforderung. Ansätze für ein psychosoziales Krisenmanagement« (2020), das im englischen Original übrigens bereits 2019 – also vor Ausbruch der Pandemie – erschienen ist, hingewiesen. Zu Recht, ich empfehle es sehr. Allerdings geht Taylor (ebd.) nur relativ kurz aus verhaltenstherapeutischer Sicht auf Therapie ein; insoweit bleibt dieses sehr lesenswerte Buch für mich unzureichend.

In der Verlagsankündigung des Buches von Ralf Vogel (2020) zur Pandemie heißt es, dass eine allgemeine, auch den/die Therapeut*in erfassende Verunsicherung in die Praxen einzieht. »Dabei sehen sich *Therapeut*innen und Patient*innen den gleichen ängstigenden und verstörenden Einflüssen etwa seitens der Medien oder der Politik ausgesetzt*; auch der/die Therapeut*in ist in seinen/ihren Bewältigungs- und Abwehrmöglichkeiten herausgefordert und muss sich zu den ihn/sie umgebenden, manchmal dramatischen Ereignissen eine persönliche Stellung erarbeiten.« (Hervorhebung L.R.) Dem schließe ich mich an. Was hier sehr drastisch deutlich wird: Wir sind miteinander verbunden durch all die Ungewissheiten, Fragen, Ängste und Hoffnungen. Es ist mir wichtig, dies mutig anzuerkennen. Wir sind alle den gleichen ängstigenden Einflüssen ausgesetzt, wir sind daher, ähnlich unseren PatientInnen, aufgefordert, uns diesen Themen zu stellen, die uns jetzt alle betreffen. Wir müssen alle sterben, wir wünschen uns alle Freiheit, wir erfahren alle Einsamkeit und stehen vor Fragen nach Sinn und Sinnlosigkeit unseres Seins. Und wir möchten bewusst Zugehörigkeit erfahren als Ausdruck von Verbundenheit. Ich gehe davon aus, dass es sich genau deshalb um Themen handelt, die gerne vermieden werden. Sie fordern uns heraus.

Wie kann ich, wenn ich doch durch die verbindenden Corona-Erfahrungen PatientInnen so ähnlich bin, professionell handeln?

Zunächst ist es mir wichtig, dass wir uns an das Abstinenzgebot halten, d.h. ich gehe davon aus, kein Recht zu haben, PatientInnen mit meinen Themen zu belasten. Dies wurde in der Vergangenheit ja häufig so gelöst, dass wir uns »neutral« verhalten sollten und viele von uns das auch taten – ich selbst habe mich jahrelang auch daran gehalten. Heute betrachte ich Neutralität als einen Irrweg. Möglicherweise macht es uns diese Erkenntnis aber nicht leichter! Wir dürfen, sollen sogar, uns als mitfühlendes Gegenüber zeigen, und gleichzeitig *darf* dies nur im Interesse der Patientin geschehen und nicht in unserem eigenen. Das könnte eine große, manchmal möglicherweise sogar überfordernde Aufgabe sein.

In den letzten Jahren haben mir vor allem die Philosophie von Emmanuel Levinas (1995) und die dazugehörigen Gedanken von Donna Orange geholfen, mit dem Thema so klar wie mir möglich umzugehen. Hier kann nicht der Ort sein, allzu ausführlich auf die Thematik einzugehen. Ich verweise daher alle, die sich ausführlich damit befassen wollen, auf Donna Oranges Buch: »Nourishing the Inner Life of Clinicians and Humanitarians: The Ethical Turn in Psychoanalysis« (2015), in dem sie sich u.a. auch mit Levinas befasst. Die ethische Wende bezieht sich u.a. auf einen kritischen Blick, was Neutralität angeht, und zeigt sich bei Orange als ein flammendes Plädoyer für mitfühlende Begegnung i.S. der intersubjektiven Theorien.

Levinas (vgl. v.a. 1995) so schlichte wie herausfordernde Empfehlung lautet, dass wir der/dem Anderen den Vorrang geben sollen, so wie wir einer/m anderen höflich sagen: »Bitte nach Ihnen« (Miething, 2006). Das Bild mag vielleicht deutlich machen, dass wir die, die wir begleiten, nicht alleine gehen lassen und vielleicht hinterherblicken, nein, wir gehen nacheinander und doch gemeinsam in einen anderen/neuen Raum, ist mein Bild dazu. Wir zeigen uns, betrachten auch alles gemeinsam, was in dem Raum ist, wir tauschen uns aus etc. Aber in einem sind wir gefordert: Wir verzichten darauf, die Patientin mit unseren Themen zu belasten, weil wir *ihr* folgen! Vergleichbar mit der Haltung von Eltern, die ihren Kindern Zuneigung, Anteilnahme und Interesse zeigen, die Kinder aber nicht mit ihren eigenen Sorgen und Nöten *belasten.*

Wir *verzichten darauf, uns so einzubringen, dass die Patientin durch uns belastet würde.*

Dies impliziert, dass wir uns gut um uns selbst kümmern, sprich unsere Belastungen und Kümmernisse ernst nehmen, aber eben nicht auf Kosten unserer PatientInnen, sondern indem wir uns für uns selbst Hilfe holen.

Wir sind bereit, zuzugeben, wenn wir uneinfühlsam waren, nicht verstanden haben, womöglich sogar verletzend waren; wir bitten um Verzeihung, wenn erforderlich, und wir belasten die PatientInnen nicht mit unserem dahinterstehenden Leid/Leiden. Da handelt es sich durchaus um Gratwanderungen, dessen bin ich mir sehr bewusst.

Es geht insbesondere um eine *Haltung, die vermittelt, dass wir von der Patientin/vom Patienten keine Hilfe erwarten.* Dass wir nicht erwarten und keine entsprechenden Signale geben, dass die PatientInnen meinen, sich um uns kümmern zu sollen. Sondern, dass sie erfahren, dass wir emotional angesprochen sind, vielleicht sogar tief betroffen, besorgt. Dies alles aber immer nur in Bezug auf die Patientin. Mir ist bewusst, dass diese Überlegungen Widerspruch auslösen können. Andere mögen die Dinge anders sehen, d.h. *die Wahrheit* gibt es auch diesbezüglich nicht, jedoch sehr sinnvolle ethisch begründete Empfehlungen. Die grundlegende Aussage ist, wohl schon seit Hippokrates, »niemals zu schaden«. Patientinnen und Patienten mit unseren Problemen zu belasten, schadet ihnen.

2.1 Stressreduktion

Es ist stets wichtig zu wissen, dass Stressreduktion bei stark unter Stress stehenden Menschen, insbesondere unter traumatischem Stress stehenden, am ehesten erfolgt, wenn man sich diesen Menschen sanft und liebevoll zuwendet. Und nicht provozierend. (Ich weiß, auch dies kann Widerspruch auslösen.) Um welche wohltuenden Interaktionen es sich da handelt, stelle ich mir mit dem Bild einer Mutter vor, die mit ihrem Baby beim Stillen liebevollen Augenkontakt hält und beruhigende Worte, Halt, Wärme, Geborgenheit vermittelt.

Wir sollten von daher, gerade wo Berührung erschwert ist, zu erforschen beginnen, wie wir mit liebevollem Augenkontakt und liebevollen Worten dennoch Geborgenheit und Trost vermitteln können.

Unsere *Vorstellungskraft* kann uns dabei sehr helfen, und ich denke, wir können sie jetzt vermehrt nutzen. Alles, was wir uns wünschen, können wir uns vorstellen, so lebhaft wie möglich. Und viele werden entdecken können, dass das gute Erfahrungen ermöglicht – eine Bestätigung, dass Vorstellungskraft – Imagination – heilsam sein kann.

Ich sage heute oft »Fühl dich umarmt« zu mir nahestehenden Menschen und bin dankbar, dass ich so sprechen kann. Zu PatientInnen kann ich das nicht sagen, weil ich sie nicht umarme. Aber ich sage z.B. »Es wäre mir eine Freude, wenn ich Ihnen jetzt die Hand geben dürfte. Bitte nehmen Sie das so, als hätte ich sie Ihnen gegeben. Ich freue mich, dass wir uns hier immerhin treffen können …«.

Menschen, die zu früh Verlassensein erfahren mussten, haben, wie schon mehrfach erwähnt, oft nicht genug inneren Halt. Hier kann die Einladung zu inneren Bildern, die Geborgenheitserfahrungen vermitteln, häufig sehr helfen. Z. B. Bilder der »Mutter Gottes« als unsere liebevolle Begleiterin oder der Buddha Tara und vieles mehr, auch, wie ich es seit Jahrzehnten empfehle, »innere hilfreiche Wesen« (Reddemann, 2016a, S. 59 f.), je nachdem, worüber Einzelne verfügen. Ein Betrachten und Hinspüren zu solchen oder ähnlichen Bildern kann sich beruhigend auswirken. Ich scheue mich nicht, wenn jemand meint, keine Bilder zu haben, von verschiedenen Bildern, die ich für hilfreich halte, zu erzählen, weil dies häufig zu eigenen hilfreichen Vorstellungen bei verängstigten Menschen ermutigt.

Zumindest wir TherapeutInnen könnten – und sollten – uns auch mit der Tatsache beschäftigen, dass nicht jede Wunde vollständig heilen kann, dass es nicht für alles Lösungen gibt und nicht alles gemeistert werden kann, sondern dass wir manchmal auch mit schlecht heilenden Wunden und mit Narben weiterleben müssen, was wir ja auf der körperlichen Ebene auch können und wo wir es akzeptieren. Auf der Ebene seelischer Belastungen wird das meinem Eindruck nach in der Psychotherapie nicht immer genügend bedacht, obwohl es auch auf der psychischen Ebene häufig so ist; meines Erachtens zu unserem Schaden und zum Schaden aller, die Leid erfahren.

Als Ärztin fällt mir diese Einsicht vielleicht leichter, weil es in der Arbeit mit körperlich Kranken viele Erkrankungen gibt, die allenfalls gelindert werden können und die im Übrigen auch lebenslang begleitet werden müssen. Ich nenne hier als eine der bekanntesten Erkrankungen Diabetes. Und es gibt eben auch so etwas wie »seelische Stoffwechselerkrankungen«, die allenfalls gelindert werden können.

Die Vorstellung, dass sehr schnelle Besserung, wenn nicht sogar Heilung, jederzeit möglich ist, wenn man nur »das Richtige« tut, halte ich für einen Ausdruck von Selbstüberschätzung und nicht realitätsgerecht; zumindest dann nicht, wenn man sich, wie ich das seit

Jahrzehnten tue, mit seelisch schwer belasteten Menschen befasst, also vor allem solchen, die in der Kindheit Vernachlässigung, gepaart mit Gewalt und sexualisierter Gewalt, erleiden mussten. Gerade für solcherart betroffene Menschen ist die Corona-Zeit herausfordernd und extrem belastend und kann häufig die alten Traumata reaktivieren, weil diese Menschen sich hilflos, ja sogar ausgeliefert, fühlen. Und genau diese Patientinnen müssen uns als erkennbar mitfühlend, zugewandt und geduldig erleben dürfen.

Alle leidenden Menschen benötigen Empathie und Mitgefühl.

Es ist mir wichtig hervorzuheben, dass Mitgefühl über Empathie hinausgeht. Beide Begriffe werden häufig synonym gebraucht. Empathie ist Einfühlung und insoweit neutral. Aus Einfühlung heraus lässt sich auch Verbrecherisches tun! Sie kann sich also in Richtung Ablehnung, ja sogar Hass, entwickeln oder eben in Richtung Liebe, sprich Mitgefühl. Bei schwer belasteten Menschen ist *vor allem Trost* das, was gebraucht wird, um Leiden zu lindern, und ohne Mitgefühl scheint Trost nicht möglich. Mitgefühl wird also verstanden als Einfühlung und als Wunsch, Hilfreiches oder sogar Heilsames bewirken zu wollen. So können wir einander beistehen.

Einer der einflussreichsten zeitgenössischen Psychoanalytiker, Michael Eigen, beschrieb seine Arbeit so: »… Actually, I don't believe in therapy. Therapy is a path, a dedication, a search … The word ›Treatment‹ is not right as well. Inappropriate. There are other words I like: ›to foster‹, ›to encourage‹.« (Eigen, in Eigen & Kaniel, 2013, o. S.) Also Zuwendung und Ermutigung geben.

Nicht unähnlich scheint sich der Züricher Psychiater Christian Scharfetter in den 90er-Jahren in einem Artikel zum Thema »Eros therapeutikós« (1993) zu äußern. Er spricht über die Notwendigkeit des »dienstbar« (S. 258) Seins. Mit Eros therapeutikós und dienstbar sein scheinen Qualitäten angesprochen zu werden, die es wiederzuentdecken gilt in herausfordernden Zeiten. Insbesondere als mitfühlende Begleiterin verfügbar zu sein, wenn jemand leidet, zurzeit z. B. unter Ängsten und Todesängsten, ausgelöst durch Corona, wird heute wieder gebraucht. Dazu benötige ich wiederum Offenheit mir selbst gegenüber, sodass ich meine eigenen Ängste mitfühlend umarmen kann.

Es gibt viele Menschen, die sich eher dafür geißeln, dass sie Schmerz empfinden. Schmerz zuzulassen kann darüber hinaus erneut verletzlich machen. Und:

Mitgefühl für andere und für mich selbst kann zunächst verletzlicher machen.

Ich rechne damit, dass mitfühlende Angebote sogar zurückgewiesen werden und übe mich, so gut ich kann, in Geduld. Feinfühlige Antworten zu geben auf Erfahrungen, die unsere Vorstellungskraft übersteigen, mag schwierig sein. Die Erkrankung Corona ist etwas, was unsere bisherige Vorstellungskraft schwer erfassen kann. Es mag darum gehen, dass ich mir mitfühlend Zeit gönne, in diese Problematik, die neu und dennoch auch uralt ist, aber seit Jahrzehnten überdeckt und überspielt, hineinzuwachsen. Und dies auf angemessene Weise zu kommunizieren und deutlich zu machen: »Ich bin jetzt für Sie da und ich kann auch deshalb mit Ihnen sein, weil ich Ähnliches erlebe wie Sie«, scheint mir unsere Aufgabe zu sein.

Dazu eine Vignette:

Ein Patient, der vor Jahren längere Zeit mit mir gearbeitet hat, meldet sich wieder sehr verzweifelt. Es sei ihm sehr gut gegangen, aber nun, durch Corona, sei alles wieder wie verloren. Ich weiß von ihm, dass er als kleines Kind in den 40er-Jahren monatelang wegen Kinderlähmung isoliert gewesen war. Damals gab es noch keinen Impfstoff. Wir hatten uns in der Therapie viel um dieses Kind im Krankenhaus gekümmert, um das Kind in seiner Verlorenheit und Verzweiflung. Das Kind, das wieder lernen musste zu gehen, das unter Hänseleien anderer Kinder litt und vieles mehr. Er konnte sich schließlich zuversichtlich von mir verabschieden. Jetzt also ein verzweifelter Anruf. Und wir konnten uns nicht einmal treffen! Zunächst versuche ich ihn dadurch zu beruhigen, dass ich ihm sage, dass unter den aktuellen Stress verursachenden Bedingungen eine Reaktivierung der Kindheitsängste leider geschehen könne. Und dass dies für uns alle gelten würde, sodass wir auch in gewisser Weise genau darüber verbunden seien. Das beantwortet er mit einem: »Ahso, ja, da haben Sie ja Recht und das tut mir gut.« Dann frage ich, ob er seinen kindlichen Ichs schon erklärt habe, dass *er* ja jetzt da sei und dass er auch mit den Herausforderungen fertigwerden könne, weil er ja groß sei. Nein, daran habe er noch nicht gedacht. Ich lade ihn ein, sich das vorzustellen und er spürt, dass er dadurch ruhiger, ja beruhigt wird.

Die Vorstellungen des Erwachsenen, dass er nun, nach erfolgreicher Therapie, doch mit allem fertigwerden müsse, hatte dazu geführt, dass er vergaß, liebevoll mit sich, dem Erwachsenen, zu sein und mit dieser liebevollen Selbstzuwendung seinen jüngeren Ichs zu begegnen. Als er das dann tat, kam er wieder zur Ruhe.

Ich höre immer wieder, dass auch KollegInnen nicht wissen, dass schwere Traumatisierungen, auch wenn sie gut verarbeitet waren, wieder aktiviert werden können, wenn Belastungen groß genug sind. Denn die Spuren der Traumatisierungen sind ja nicht gelöscht!

2.2 Interventionen der Psychodynamisch Imaginativen Traumatherapie

Corona betrifft immer zuerst das erwachsene Ich und kann darüber hinaus, falls vorhanden, jüngere traumatisierte oder verängstigte Anteile betreffen.

Es empfiehlt sich daher, am Beginn der therapeutischen Begleitung sehr genau nach der Stabilität des erwachsenen Ichs zu schauen und diese zu fördern.

Schon an dieser Stelle kann es wichtig sein abzuwägen: Sollte ich jetzt erklären, dass dies uns alle und auch mich betrifft, oder würde ich mit dieser Aussage eine Verunsicherung bewirken und sollte deshalb darauf verzichten und mich dazu später äußern?

Stabilität des erwachsenen Ichs kann auch fehlen, weil jüngere Anteile/Ichs sich mit ihren Ängsten in den Vordergrund drängen, sodass gilt, sich zunächst um diese verängstigten, durch Corona getriggerten Ichs zu kümmern. Manchmal ist es sogar so, dass *ich* mich um die jüngeren Anteile kümmere, will sagen, sie beruhige. Es bleibt dennoch das Anliegen, so bald wie möglich das erwachsene Ich einzuladen, Wege zu finden, innerhalb des eigenen »Systems« hilfreich zu wirken.

Dafür hat sich die Imagination von »hilfreichen Wesen« (Reddemann, 2016a, S. 59 f.) bewährt.

Das Vorgehen entscheidet sich von daher anhand des klinischen Befundes. Wichtig ist hier, den PatientInnen das Konzept der »inneren Helfer« nahezubringen.

Innere hilfreiche Wesen

Ich frage häufig – nachdem ich das Konzept vieler Ichs eingeführt habe: »Wer sagt mir das, wer fühlt so?« etc. Und: »Wer kann jetzt beistehen, trösten, beruhigen?« Oft höre ich, »Ja Sie«, worauf ich antworte: »Ja, das tue ich gerne, nur bin ich leider nicht 24 Stunden an Ihrer Seite, und deshalb ist es mir wichtig, dass wir zusammen schauen, wer in Ihnen trösten kann.« »Ich kann mich nicht trösten«, höre ich dann, worauf ich meist das Folgende sage und frage: »In Märchen ist es ja meist so, dass in solchen Momenten, wo man verzweifelt und untröstlich ist, ein hilfreiches Wesen auftaucht. Können Sie mit diesem Gedanken etwas anfangen?« Erstaunlicherweise wird das meist aufgegriffen und wir schauen gemeinsam nach inneren hilfreichen Wesen, die trösten, beruhigen und unverbrüchlich da sind.

Ich habe diese Arbeit mit sehr vielen Menschen in Not machen können und möchte sie empfehlen. Wohl wissend, dass das Angebot nicht immer aufgegriffen werden kann. Einen Versuch ist es dennoch wert! Wenn innere hilfreiche Wesen nicht vorgestellt werden können, überlege ich so kleinschrittig wie möglich, was der Patient/die Patientin für sich tun kann. Welche Hilfen aktiviert werden können und wie das genau gehen könnte. Was ich auf keinen Fall empfehle, ist, dass TherapeutInnen Dinge übernehmen, die PatientInnen abhängig machen könnten. Damit ist ihnen auf Dauer nicht geholfen.

Orientierung und Strukturen

Alles, was dem Patienten erlaubt, Kontrolle zu haben, ist mir wichtig. Nicht nur angesichts begrenzter Stundenkontingente ist die Formulierung von Therapiezielen anzuraten. Auch, weil sie helfen, sich aus dem Chaos der belastenden oder gar traumatischen Erfahrungen etwas zu lösen. Und weil es einen gemeinsamen Bezugsrahmen sowie eine gewisse Kontrolle über das therapeutische Geschehen (woran wird wie gearbeitet) gibt, auf den wir uns immer wieder gemeinsam beziehen können.

Die Bedeutung von Trost und Mitgefühl

Es ist in den letzten Jahren immer klarer geworden, dass die therapeutische Beziehung vermutlich einer der wichtigsten Faktoren für Linderung, Besserung und manchmal sogar für Heilung ist; daher bemühe ich mich, Interventionen so zu gestalten, dass sich verletzte Menschen sicher genug fühlen, neue Erfahrungen in Betracht ziehen zu können.

Es geht derzeit in Bezug auf die durch Corona erfahrenen Belastungen erst einmal darum, diese reale Bedrohung anzuerkennen und genau zu erkunden, was belastet: Es kann die Angst sein, sich anzustecken, nicht zu wissen, dass man womöglich schon angesteckt ist. Es können weitere – auch reale – Ängste bestehen, wie z.B. den Herausforderungen von Homeoffice und Fürsorge für die Familie nicht gewachsen zu sein. Es kann um Geldsorgen gehen und viele andere konkrete Sorgen. Es gilt, dies zu erkunden, um dann gemeinsam zu untersuchen, ob es Wege der Erleichterung gibt. Immer ist es wichtig, dass wir die Belastungen, über die PatientInnen uns berichten, anerkennen und nicht kleinreden. Trost bedeutet hier die Anerkennung der Belastung und eine mitfühlende Begleitung, was bedeutet, gemeinsam zu schauen, was hilfreich sein könnte.

Als mitfühlende Andere, die zu trösten bereit ist und zum Ausdruck bringen kann: »Das ist/*war* schlimm, was Sie durchmachen/durchgemacht haben« – und eventuell »Das ist/war Unrecht« – kann ich PatientInnen dabei helfen, einerseits die Gegenwart als belastend anzuerkennen, andererseits ggf. auch als gesondert von traumatisierenden und ängstigenden Erfahrungen aus der Vergangenheit nach und nach unterscheiden zu können.

So kann z.B. herausgearbeitet werden, dass die Angst vor Ansteckung berechtigt ist und was getan werden kann, um sich so gut wie möglich zu schützen, dass aber die Heftigkeit der Angst auch auf frühere, möglicherweise sogar lebensbedrohliche Erfahrungen, hinweisen kann. Anders ausgedrückt: Es geht um Anerkennung von aktuellen Leiderfahrungen *und* die Bereitschaft, tief und sehr tief liegende Wurzeln von Angst und Verzweiflung in den Blick zu nehmen.

Hier sehe ich eine große Chance im Konzept der »vielen Ichs« oder vielen Anteile: Wenn aktuelle Ängste stark geprägt sind von alten schmerzhaften Erfahrungen, sodass wir sagen können, da zeigen sich »jüngere unversorgte Ichs«, kann das als sehr entlastend erfahren werden. Das Ich von heute kann sich bewusst werden, dass die aktuelle Situation zwar schwierig ist, aber vielleicht doch zu meistern; während jüngere Ichs oft in Todesangst, Verzweiflung, Panik feststecken und daher tröstende Zuwendung benötigen.

Manchmal kann es sich sogar als hilfreich erweisen, darauf hinzuweisen, dass auch schon der gestrige Tag als zur Vergangenheit gehörend betrachtet werden kann. Das Ich, das jetzt zu mir kommen kann, ist nicht genau das Ich, das gestern verletzt wurde. Diese Arbeitshypothese biete ich oft und gerne an. Ich bestehe aber natürlich nicht darauf, dass sie angenommen werden muss.

Ein Beispiel aus der Praxis:

Frau X. ärgert sich darüber, dass sie kein Toilettenpapier einkaufen konnte, weil das ja derzeit gehamstert werde. Sie verspürt auch Angst, die sie im Verlauf ihrer (An-)Klage auch benennt. Die Therapeutin signalisiert Verständnis für diese missliche Erfahrung, was die Patientin als entlastend erlebt. Sie meint, sie sei froh, dass die Therapeutin das verstehen könne. Erst jetzt fragt die Therapeutin, ob die Patientin sich vorstellen könne, dass insbesondere ihre Angst Wurzeln, die in ihre frühe Vergangenheit zurückreichen könnten, habe. Die Therapeutin weiß, dass die Patientin zu den so genannten Kriegsenkeln gehört und viel Belastendes ihrer Eltern aufgenommen hat. »Ja klar. Meine Mutter hat mir doch immer von ihrer Flucht aus Ostpreußen erzählt ...« Die Erzählungen der Mutter erlebte die Patientin als kleines Kind als sehr konkret. Und Mutter hatte auch von peinigenden Situationen erzählt, wo es u.a. kein Toilettenpapier gegeben habe – und Schlimmeres. Durch die Erkenntnis, dass sich in ihr das verängstigte, mit Mutters Erzählung identifizierte Kind zeigte, das sie, die Erwachsene, trösten und beruhigen kann, kam Frau X. zur Ruhe.

Jetzt konnte sie sogar über »die Verrücktheit der Leute« lächeln und schließlich meinte sie, da steckt ja wohl in vielen von uns vieles, was von den Eltern nicht gut verarbeitet ist.

Ich frage mich, ob die »Unfähigkeit zu trauern«, die bereits vom Ehepaar Mitscherlich (Mitscherlich & Mitscherlich, 1967/2016) in den 60er-Jahren benannt wurde und heute immer noch eine Rolle zu spielen scheint, einen Teil der Unsicherheiten im Umgang mit der Corona-Erfahrung – natürlich auch der PolitikerInnen – erklären könnte.

Auf Balance zwischen Aktuellem und Biographischem, das zum Verstehen beiträgt, ist zu achten.

Ich gehe davon aus, dass wir immer auf aktuelle Probleme zuerst eingehen sollten, solange das erforderlich erscheint, sowie Trost, Verständnis und Mitgefühl ausreichend zur Verfügung stellen sollten. Ebenso wichtig ist es, Ichfunktionen zu stärken, solange das erforderlich ist. Ich erlebe immer wieder, dass schon eine Einladung, Dinge genau und detailliert anzusehen und zu beschreiben, Erleichterung bringen kann, weil dadurch – oft eher beiläufig – Nichtwissen deutlich wird, das sehr viel rascher behoben werden kann, als viele meinen. Je stärker sich Unsicherheiten des erwachsenen Ichs zeigen, desto mehr arbeite ich auf einer eher kognitiven Ebene, zeige aber auch da immer mein Mitgefühl. Ich frage, ob es Ausnahmen gibt, frage nach guten Erfahrungen ähnlicher Art und ob sich daraus etwas lernen lässt, das jetzt hilfreich sein könnte. Tieferes Verstehen kann allerdings oft erst eintreten, wenn wir auch auf Biographisches eingehen.

Im obigen Beispiel überlegte sich die Patientin konkret, wie sie dem aktuellen Missstand abhelfen könne, und es wurde aufgrund der Verknüpfung mit ihrer Biographie deutlich, dass die erwachsene Person im Gegensatz zum Kind, das die schrecklichen Erzählungen der Mutter wie eigene Erfahrungen erlebte, Handlungsoptionen hatte.

Verständnis für die eigene Geschichte, Versorgung jüngerer Ichs und Überlegungen zum aktuellen Verhalten sollten uns allen wichtig sein.

Nutzen und Nutzung der Vorstellungskraft

Früher herrschte ja die Auffassung vor, dass bestimmte Dinge nicht nachgeholt werden können. Unsere *Vorstellungskraft* ermöglicht jedoch, dass wir vieles nachholend gutmachen können, wenn auch nicht alles. Daher erscheinen mir neben einer haltgebenden und mitfühlenden Beziehung Imaginationen, die den inneren verletzten Anteilen vermitteln können, dass die Therapeutin und das erwachsene Ich verstehen, wie schlimm die Erfahrungen sind – oder waren, von großer Bedeutung.

Arbeit mit jüngeren Ichs/Anteilen

Ein mir sich daraus ergebender, ebenso wichtiger, Hinweis ist, *dass das erwachsene Ich sich mitfühlend und tröstend seinen jüngeren verletzten Anteilen zuwenden können sollte, und das kann erarbeitet werden.* Oder dass ein hilfreicher Ego-State oder ein imaginiertes Helferwesen dies innerlich übernimmt – und den jüngeren Ichs bedeutet, ja versichert wird, dass die Schrecken der Vergangenheit vorbei sind.

Die Herausforderung anlässlich einer aktuell als Katastrophe erlebten Erfahrung besteht für mich darin, dass ich behutsam und eindeutig dazu einlade, Unterscheidungen herauszuarbeiten. Was gehört wohin? Ist die Angst vor Ansteckung z. B. realistisch? Kann es sein, dass jüngere Anteile betroffen sind, wie z. B. im Fall des Patienten, der als Kind wegen Kinderlähmung eine äußerst quälende monatelange! Quarantäne durchgemacht hat? Es geht mir darum, immer wieder aufs Neue gemeinsam mit den Patienten festzulegen, was in einem gegebenen Moment Vorrang hat. Und ich gehe weiter davon aus, dass PatientInnen das im Allgemeinen besser einschätzen können, als wir ihnen das früher zugetraut haben. Erst dann, wenn die Patientin dazu nicht oder vorübergehend nicht in der Lage ist, biete ich selbst Möglichkeiten nach bestem Wissen an.

Ich will mich nach meinem heutigen Verständnis davon leiten lassen, dass wir wieder und wieder *gemeinsam erforschen*, worum es genau geht und was genau gebraucht wird, was tröstet und ermutigt.

Selbstwirksamkeit erfahren

Heute wissen wir, wie wichtig es ist, die therapeutische Beziehung dafür zu nutzen, dass die (traumatisierte) Patientin nach und nach das Gefühl einer für sie verlässlichen Beziehung entwickeln und darüber hinaus erleben kann, dass sie sich selbstwirksam verhalten kann. Daraus ergibt sich Verschiedenes: Die Erfahrung, dass Leiden anerkannt und mitgetragen wird, sowie die Entdeckung von Ressourcen und deren bewusstere Nutzung. *Es geht keinesfalls um eine neutrale Haltung der Therapeutin*, denn daraus mag sich die Gefahr ergeben, dass sie ähnlich versagend und vernachlässigend erlebt wird wie frühere schädigende Bezugspersonen.

Es geht um die Ermöglichung guter neuer Erfahrungen.

Dafür braucht es von unserer Seite Geduld, denn je mehr schlimme Erfahrungen gemacht wurden, desto größer das Misstrauen.

Die hier beschriebene Grundorientierung kann insoweit eine große Herausforderung für uns TherapeutInnen sein, als bei PatientInnen Zweifel bestehen können, ob überhaupt jemand zu helfen in der Lage und bereit ist. Es braucht daher Durchhaltevermögen und, wenn möglich, Unverdrossenheit und die Bereitschaft, immer wieder gemeinsam zu schauen, wie erlebt die Patientin/der Patient uns. Verhalten wir uns glaubwürdig anders als frühe traumatisierende Bezugspersonen? Es braucht unsere Bereitschaft, zuzugeben, wenn wir uns geirrt haben, wenn wir nicht einfühlsam genug waren etc. (weitere Beispiele bei Reddemann, 2016a, 2021). Und es braucht unsere Bereitschaft, sehr genau zur Erforschung bereits vorhandener

Ressourcen der PatientInnen einzuladen. Denn diese sind vielen PatientInnen oft nicht bewusst. Hier hat sich für mich die Unterscheidung zwischen dem erwachsenen Ich und den jüngeren Anteilen als besonders klärend und hilfreich erwiesen.

Aufrichtigkeit

Ich sage PatientInnen in diesem Zusammenhang explizit, dass ich möglicherweise nicht immer alles verstehen kann. Es ist nicht sinnvoll, mein Missverstehen zum Problem der PatientInnen zu machen. Und ich bitte wiederholt, mich wissen zu lassen, wenn er/sie sich nicht gut verstanden fühlt und lade dazu ein, dass wir das gemeinsam erforschen.

Gegenübertragung

Derzeit stehen wir vor einer in dieser Form selten dagewesenen Herausforderung: Was Corona angeht, sitzen wir alle in einem Boot. Das kann dazu führen, dass ich meine, mich stärker machen zu sollen, als ich mich fühle. Darunter kann meine Bereitschaft, berührbar zu sein, leiden. Ich muss mir ganz neue Umgangsformen in diesem Punkt angewöhnen, ja neu erarbeiten.

Ich mache meine eigene Betroffenheit offen und gleichzeitig deutlich, dass ich bereit und in der Lage bin, mich jetzt auf die Patientin/den Patienten einzustellen. Ich bitte darüber hinaus PatientInnen darum, mir mitzuteilen, wenn sie mich als nicht ausreichend hilfreich erleben und lade dazu ein, dass wir genau schauen, was die Patientin braucht und inwieweit ich in der Lage bin, das zu geben. Wir haben Grenzen, und es ist nicht hilfreich, wenn wir das nicht eingestehen können. Ich prüfe mich, ob ich trotz eigener Belastungen bereit und fähig bin, mein eigenes Leiden zurückzustellen. Und ich würde mir Hilfe, z. B. Supervision, suchen, damit ich frei genug für die Begegnung mit hoch belasteten Menschen bin. Ich bin schon immer der Meinung, dass wir uns zubilligen dürfen, dass wir nicht immer und überall hilfreich sein können und das dann auch auf eine freundliche Art zugeben.

Selbstberuhigungsfähigkeit üben

Ich empfehle, viele Wege der Selbstberuhigung zu finden für uns selbst und für die PatientInnen. Mangel an Selbstberuhigungsfähigkeiten kann zu schweren Verwerfungen führen, insbesondere dann, wenn ich aufgrund eigener Belastungen überfordert bin, die Belastungen der PatientInnen angemessen zu würdigen. Es handelt sich hier um Akte des Mitgefühls mit mir selbst, die bedeutsam sind und den PatientInnen zugutekommen können.

Übung

Als sehr hilfreich hat sich erwiesen, dass ich mir sagen kann: »Da ist … und ich bin mehr als …« Z. B.: Da ist Ärger, Unsicherheit etc. Durch das »… ich bin mehr als …« entsteht dann eine hilfreiche Distanz.

Falls möglich, ist es günstig, eigenen Emotionen, die nicht hilfreich für die Patientin sind, auf den Grund zu gehen, am besten nach der Sitzung. Eigene Selbsterforschung scheint mir wichtig, um zu klären: Ist das eine Gegenübertragungsmanifestation, die eine Antwort an die Patientin erfordert, oder ist da etwas Eigenes, Ungeklärtes, was ich als meines annehmen und dies dann auch zum Ausdruck bringen sollte? Es ist nicht zu unterschätzen, wie stark uns traumatisierte PatientInnen in tiefen Schichten berühren können.

Der Psychotherapieforscher David Orlinsky (2008) weist darauf hin, dass negative affektive Erregung, vor allem wenn sie längere Zeit anhält oder ausweglos erscheint, traumatisieren und zu einem negativen Therapieresultat führen kann (S. 347). Das bedeutet, ich sorge so für mich, dass ich stabil genug bin, angemessen und freundlich zu begleiten und mir darüber hinaus keine Vorwürfe mache, wenn mir das gelegentlich schwerfällt, und hole mir für mich selbst Hilfe.

In schwierigen Situationen helfen mir immer gute innere Bilder, insbesondere von freundlichen inneren BegleiterInnen. Ich empfehle keinesfalls, einen Schutzschild an Unberührbarkeit aufzubauen. Fast alle, mit denen ich gearbeitet habe, konnten mit der Vorstellung von einem sie schützenden Licht etwas anfangen, das nur durchlässig ist für Freundlichkeit, vielleicht sogar Mitgefühl.

Bewusste wohlwollende innere Distanzierung statt Dissoziation

Ein wesentliches Prinzip der Arbeit mit PITT (vgl. Reddemann, 2021) ist, innere – ggf. auch äußere – Distanzierung zu unterstützen. Hilfreich ist insbesondere die Imagination, das Leben aus einer bewusst herbeigeführten Beobachterperspektive zu betrachten. Sowohl für mich selbst wie für die PatientInnen.[16]

Übung

Sie können ausprobieren, was geschieht, wenn Sie sich vorstellen, dass Sie sich selbst oder Ihre inneren Prozesse wie von Weitem wahrnehmen. Das ist eine bewusste Entscheidung, die dissoziativen Mechanismen ähnlich ist, und deshalb wird das oft vermieden. Es ist wichtig, sich klar zu machen, wenn wir uns zu etwas bewusst entscheiden und in einer bewusst betrachtenden Haltung bleiben, schafft das mehr Raum – im wahrsten Sinn des Wortes.

Diese Übung empfehle ich natürlich auch PatientInnen, wenn ich sicher bin, dass sie indiziert ist. Die Übung ist nicht dafür gedacht, dass man mit allem, was wehtut, völlig gleichgültig umgehen sollte. Sondern, dass man dem Schmerz auf eine Weise begegnet, die aushaltbar ist, sodass Dissoziation als Schutz nicht notwendig ist.

First things first

Wenn PatientInnen sofort mit ihrer Corona-Angst kommen, gehe ich darauf ein, und gerade dann kann dieses sich-distanzieren-könnende Ich, das fähig ist, sich selbst zu betrachten, hilfreich sein. Als wenig hilfreich hat sich herausgestellt, an Manualen festzuhalten, wenn diese erkennbar vom Patienten nicht angenommen werden können. Wir sind dann zu vergleichen mit Köchen, die sich weigern, etwas zu kochen, was dem Gast schmeckt, weil sie überzeugt sind, dass sie wissen, was jedem gut schmeckt (vgl. Hubble & Miller, 2004), (vielleicht genauer: gut zu schmecken hat).

16 Dieses temporäre und bewusste Entscheiden, Dinge aus einer Beobachterperspektive wahrzunehmen, ist nicht zu verwechseln mit einem permanenten Wegdriften im Sinne dissoziativer Mechanismen.

Es ist mir, die ich mich ja für Biographisches interessiere, wichtig festzuhalten, dass wir auch ohne Kenntnis von Details aus der Vergangenheit der Patienten auskommen können. Sei es, dass sie uns Dinge nicht erzählen wollen, was ihr gutes Recht ist, sei es, dass sie es nicht können. Geduld lohnt sich, wenn es derzeit in der Gegenwart erst einmal genug zu tun gibt!

Später, wenn ich mich ausreichend um das erwachsene Ich gekümmert habe, frage ich häufig sehr allgemein nach der Biographie. »Würden Sie sagen, dass Ihre Kindheit/Jugend belastend war?« Im Falle eines »Ja« frage ich, ob ich noch mehr fragen darf. Kommt dann ein erneutes »Ja«, frage ich: »Gab es Gewalt, gab es sexualisierte Gewalt, gab es Vernachlässigung?« Und: »Sie brauchen mir keine Details zu erzählen, wenn Sie es nicht möchten, jedoch können Sie mir alles erzählen, was Sie möchten.«

Ich bin bereit zu einem Pendeln zwischen der Betrachtung aktueller Befindlichkeiten und Schwierigkeiten sowie der Arbeit mit noch unerledigten früheren Themen. Ich brauche dafür Flexibilität ***und*** – was mir sehr wichtig ist – immer die Bereitschaft, die PatientInnen zu fragen, was sie wollen und sich von mir wünschen.

Das Aushandeln von Entscheidungen gemeinsam mit den PatientInnen hat sich inzwischen als hoch bedeutsam und hilfreich erwiesen.

Für viele KollegInnen mag das starke Kontrollbedürfnis ihrer Patientinnen und Patienten verwirrend sein. Ein Mensch jedoch, der eine oder mehrere Erfahrungen extremer Ohnmacht und Hilflosigkeit gemacht hat, kann es nicht oder schlecht verkraften, wenn er/sie sich hilflos (gemacht) fühlt. Menschen mit einer Traumafolgeerkrankung benötigen sehr viel mehr Kontrolle in der Therapie als nicht traumatisierte Menschen. Man könnte diese Erfahrung auch »Eigenmacht« im Gegensatz zur erlittenen Ohnmacht nennen. Hilflosigkeit und/oder Ohnmacht sind Trigger. Und genau diese Trigger wirken jetzt durch Corona-bedingte Ohnmacht allenthalben.

Selbstermächtigung und Förderung von Eigenmacht

Alle Interventionen, die die Selbstermächtigung stärken, fördern das Erleben von Würde und das Erkennen und die Nutzung von vorhandenen Ressourcen.

Da eine Psychotherapie ja eine neue Lernerfahrung darstellt, mag dies ein einleuchtender und nachvollziehbarer Grund sein, die Beziehungserfahrung für die Patientin auf der Basis von Selbstbestimmung und Selbstkontrolle zu gestalten. Ich bitte PatientInnen, mich wissen zu lassen, wenn sie den Eindruck haben, dass sie unsere Arbeit nicht mehr unter Kontrolle haben. Die Idee, sich einem Prozess zu überlassen, ist damit natürlich nicht außer Kraft, sollte aber bei traumatisierten Menschen nicht gefordert – oder gar überhöht – werden.

Nötig ist eine Förderung des Erlebens von Eigenmacht, auch und nicht zuletzt in Zeiten von tiefer Verunsicherung, wiederum *auch von uns selbst.*

Wie erwähnt, sind wir derzeit viel mehr als sonst gefordert abzuwägen, wie viel wir von uns zeigen sollten und wie viel nicht. Abstinenz ist und bleibt wichtig. Abstinenz bedeutet, auf Befriedigung eigener Bedürfnisse zu verzichten.

Da wir heute wissen können, dass die Anerkennung von Leid und Leiden für den Aufbau einer hilfreichen Beziehung wichtig ist, empfehle ich zu Beginn der Behandlung, zunächst das Leiden der PatientInnen anzuhören und mitfühlend zu würdigen.

Darüber hinaus gilt: Je mehr ich um Feedback bitte, desto genauer kann ich einschätzen, was im jeweiligen Moment von mir gebraucht wird.[17] Methoden können uns Orientierung geben, aber bei schwer belasteten Menschen genügen sie selten.

Schon seit langem wissen wir, dass »der Arzt als Arznei« (Luban-Plozza, 1998) wirkt. Das gilt analog für TherapeutInnen. Ich kann durch mein Verhalten Hoffnung oder Hoffnungslosigkeit ermöglichen, die Bereitschaft, mit mir zu arbeiten oder sich mit mir herumzustreiten bzw. sich zu verschließen. Daher empfehle ich nachdrücklich, dass wir als PsychotherapeutInnen unsere eigene Betroffenheit

17 Inzwischen wird ja der Wirkfaktor Therapeutin/Therapeut gewürdigt (vgl. ausführlich Castonguay & Hill, 2017).

durch Corona genau anschauen, anerkennen und zunächst freundlich mit uns selbst sind – oder werden, und immer auch überprüfen, ob es hilfreich sein kann, wenn wir unsere Betroffenheit benennen. Ich plädiere dafür, eigene Betroffenheit nicht zu verschweigen, jedoch deutlich zu machen: Ich komme damit klar oder ggf. ich lasse mir helfen. Und: Es geht hier um Sie und ich will und kann jetzt für Sie da sein.

Uneindeutigkeit aushalten lernen

Hier sei nochmals an das Thema der »uneindeutigen Verluste « nach Pauline Boss (2006/2008) erinnert, die uns herausfordern, mit Unabgeschlossenem, Ungeklärtem weiterzuleben. Pauline Boss weist darauf hin, wie wir als westliche PsychotherapeutInnen gewohnheitsmäßig davon ausgehen, die Dinge abschließen zu können, und genau dies geht jetzt bei Corona – hoffentlich nur vorerst – nicht. Wir sind insoweit vom Leben eingeladen, uns mit unseren Grenzen – erneut und immer wieder – auseinanderzusetzen.

Es lässt sich nicht alles abschließen, schon gar nicht nach landläufigen Erfolgskriterien. Ich habe erfahren, dass es sich lohnt, die »altmodische« Stärke der Demut zu pflegen, weil das hilft, PatientInnen mit dem ihnen Eigenen zu fördern, also zu stärken (vgl. Maio, 2018).

Corona macht Angst. Eine vordringliche Aufgabe kann es daher sein, dass ich mich darum mit der Patientin zuerst kümmere; und wiederum gilt, wie erwähnt, dass ich mich ebenfalls um meine eigenen Ängste kümmere, ggf. selbst Hilfe suche.

Es ist mir besonders wichtig, dass wir die Bewältigungsformen unserer PatientInnen würdigen und unterstützen, solange sie nicht selbstschädigend sind.

Das heißt auch, dass wir ihre Lösungen respektieren, selbst dann, wenn es nicht unsere sind oder wären.

Wir sollten Bewältigungsformen als der Selbstheilung dienend bzw. gedient habend respektieren. Und wir sollten sie sogar so lange tolerieren und würdigen, bis gesündere zur Verfügung stehen.

Ich schätze den Wert distanzierender Techniken sehr. Sie werden leider zu wenig in Betracht gezogen, weil es ein Credo gibt, dass Fühlen besonders heilsam ist. Das mag für nicht traumatisierte Menschen gelten, jedoch nicht für Menschen, die unter unverarbeiteten Traumata – seien es vergangene oder aktuelle – leiden. Dies ist übrigens leicht zu erkunden, indem wir die PatientInnen dazu befragen. Zum Beispiel so: *Mir fällt auf, Frau X, dass Sie meist sehr zurückhaltend sind, Gefühle zu zeigen. Ist Ihnen das zu Ihrer Sicherheit wichtig? Könnten Sie sich vorstellen, ein wenig … hinzuspüren …?*

25 Jahre Neoliberalismus haben die Heilkunde nachhaltig und nicht auf erfreuliche Weise verändert, wenn nicht beschädigt. Dazu gehört für mich wesentlich das alte und immer noch gültige Versprechen, »niemals zu schaden«. Menschen zum Fühlen zu drängen halte ich für riskant, möglicherweise kann sich dies schädlich auswirken.

Milton Erickson hat es auf den Punkt gebracht, dass, da jeder Mensch als ein Individuum zu betrachten sei, die Psychotherapie deshalb so definiert werden solle, dass sie der Einzigartigkeit der Bedürfnisse eines Individuums gerecht werde, statt den Menschen so zurechtzustutzen, dass er in das Prokrustesbett[18] einer hypothetischen Theorie vom menschlichen Verhalten passe (Erickson, 1979; zit. n. meg-hypnose.de).

Das »Prokrustesbett« kann ein Grund für Misserfolg in einer Therapie sein.

Es macht aus meiner Sicht wenig Sinn, auf was auch immer zu bestehen, wenn PatientInnen uns nicht folgen können. Wir haben es uns früher leicht gemacht, indem wir das Problem den PatientInnen als »Widerstand« anlasteten. Ich bin Peter Fürstenau (u.a. 2017) dankbar, der uns immer wieder zu sagen pflegte, wer von Widerstand beim Patienten spreche, mache deutlich, dass er ihn/sie nicht verstanden habe.

Es gelten natürlich auch unsere Individualität und deren Grenzen. Angewandt auf die therapeutische Beziehung bedeutet das, dass Therapien ihre Grenzen stets auch in unseren Möglichkeiten finden! Ich möchte empfehlen, sich die eigenen Grenzen bewusst zu machen

---

18 Prokrustes bot Reisenden ein Bett an. Wenn sie zu groß für das Bett waren, hackte er ihnen die Füße ab; waren sie zu klein, hämmerte und reckte er ihnen die Glieder auseinander, indem er sie auf einem Amboss streckte (vgl. https://de.wikipedia.org/wiki/Prokrustes).

und dazu zu stehen: »Was weiß ich über mich, wo ich immer wieder an Grenzen stoße, weil ich mich z. B. nicht ausreichend kompetent erlebe? Kann und will ich das ändern oder sollte ich im Interesse der PatientInnen deren Behandlung ablehnen?« Weil ich Ärztin/Psychotherapeutin bin, heißt das nicht, dass ich alles können muss. Eigene Grenzen freundlich anzuerkennen, ist ein Zeichen von Stärke!

2.3 Einige Empfehlungen für den Beginn einer Behandlung

- Eine Vertrauensbasis schaffen.
- Die Entwicklung einer sicheren und als haltgebend erfahrene therapeutische Beziehung *fördern.*
- Möglichst immer zuerst das Leiden würdigen und ihm Raum geben, also Mitgefühl zeigen.
- Hoffnung unterstützen bzw. halten, wenn die Patientin/der Patient dazu nicht in der Lage ist.
- Verbindungen zu anderen Menschen erkunden und so gut wie möglich fördern. In Pandemie-Zeiten unbedingt nach guten Beziehungen fragen und ob es Möglichkeiten gibt, diese – zumindest virtuell – zu pflegen. Dazu auch ermutigen. Selbstwirksamkeit fördern, falls gewünscht. Dazu gehört vor allem eine gelingende Affektsteuerung und differenzierte Wahrnehmung von Affekten.
- Sinnfragen aufgreifen und ernst nehmen und bereit sein, zu trösten und zu beruhigen.

2.4 Akute Belastungsreaktionen bei Menschen mit Traumafolgestörungen

Die therapeutische Beziehung

In der PITT streben wir an, die PatientInnen nach und nach dafür zu gewinnen, als kompetente Erwachsene mit uns zusammenzuarbeiten. Jeder Kontrollverlust kann auch als eine Retraumatisierung erfahren werden.

Bitte beachten Sie:

Wenn in der Therapie Probleme, welcher Art auch immer, auftreten, ist es wichtig, sich stets die Frage zu stellen, ob die therapeutische Beziehung tragfähig ist.

Und es ist zu fragen, ob ich als TherapeutIn alles getan habe/tun konnte, sie tragfähig zu gestalten! Dazu gehören vor allem Mitgefühl, Takt, Zugewandtheit, die Bereitschaft, neue Erfahrungen zu ermöglichen und die Bereitschaft, eigene Fehler einzugestehen und sich, wenn nötig, dafür auch zu entschuldigen.

Erkennbare Entwicklungen in der Fähigkeit zur Selbstberuhigung der PatientInnen stellen einen wichtigen Parameter in therapeutischen Fortschritten dar. Damit ist gemeint, dass Fortschritte in der *Selbsterkenntnis* allein oft nicht hinreichend sind, sondern allenfalls ein Schritt auf dem Weg zu mehr Selbstberuhigung, bzw. wie heute gesagt wird: Mitgefühl mit sich selbst.

Menschen, die jetzt aktuell auf Corona mit Angst und Panik reagieren **und** *an einer Traumafolgestörung leiden, brauchen von unserer Seite vor allem Angebote, die sich darauf beziehen, gesehen zu werden und Geborgenheit zu erfahren.*

So möchte ich im aktuellen Kontext betonen, dass PatientInnen mit einer akuten Belastungsreaktion auf Corona, was ja eine langandauernde Belastung beinhalten kann, durchaus ein ähnliches Beziehungsangebot benötigen können wie PatientInnen, die von klein an vernachlässigt, misshandelt und missbraucht worden sind. Wir sollten den Grad der nun ja schon Monate andauernden Belastungen und Ängste nicht kleinreden![19] Wir sind herausgefordert, die sich daraus ergebenden Beziehungsverzerrungen geduldig zu registrieren und zu bearbeiten und immer wieder mitfühlend für die Herstellung eines funktionsfähigen Arbeitsbündnisses einzutreten.

Andererseits sollten wir auch dafür offen sein, dass Menschen mit schweren Belastungen in der Vergangenheit, z.B. die so genannten Kriegskinder, erhebliche Widerstandfähigkeit entwickelt haben und von daher mit den aktuellen Belastungen recht gut zurechtkommen.

19 Ausführlich in Roth-Sackenheim und Vogel (2020). Mit Hinweis auf alle derzeit verfügbaren Studien: Es sollten die PTSD sowie die komplexe PTSD und vorwiegend mit Angst gekennzeichnete reaktive Störungen beachtet werden.

Darauf weist derzeit einiges hin, was noch weiter erforscht werden sollte.

Wir sollten offen sein zu hören, was PatientInnen zu sagen haben, wie sie mit ihrem aktuellen Leben zurechtkommen, und uns nicht ausschließlich von Verallgemeinerungen leiten lassen. Es gibt ehemalige Kriegskinder, die jetzt erheblich leiden und getriggert sind, und es gibt solche, die nach dem Motto leben, ich habe schon so viel geschafft, das schaffe ich hier auch noch.

Grundlage der kommunikativen Medizin ist *Mitgefühl,* meint Maximilian Gottschlich (2007), emeritierter Professor für Kommunikationswissenschaft der Universität Wien. Und Psychotherapie gehört ja vorrangig zur kommunikativen Heilkunde. Gottschlich verweist auf gemeinsame Wurzeln der Worte Medizin und Meditation.

Explizit Mitgefühls-orientierte *manualisierte* Vorgehensweisen kommen derzeit überwiegend aus der Verhaltenstherapie, ein guter Überblick dazu findet sich bei Alice Diedrich (2016). Außerdem gibt es auf dem weiten Feld der Meditation einige eindrucksvolle Manuale zur Nutzung von Mitgefühls- und Selbstmitgefühlspraxis, auf die PsychotherapeutInnen zurückgreifen können. Ich empfehle, die Übungen stets selbst auszuprobieren (z. B. Neff & Germer, 2020).

Hier eine Übung, die von der tibetisch-buddhistischen Tradition beeinflusst ist:
Man versucht, so gut es geht, eine Weile bei der Wahrnehmung der eigenen Atembewegungen zu bleiben. Dann macht man sich klar, was einen gerade besonders beschwert oder belastet und stellt sich ein freundliches Wesen vor – Buddhisten stellen sich meist Buddha Tara vor –, das man darum bittet, einem Trost und Mitgefühl zu spenden, sodass eine Öffnung des Herzens möglich wird. Wenn man spürt, dass das Herz weicher wird, wünscht man sich etwas, das man gerade braucht: Z. B. Möge ich geduldig (mit mir/ mit …) sein, möge ich freundlich (mit mir/ mit …) sein. Man kann diese Sätze mehrfach wiederholen, sich eine Weile darauf konzentrieren und/oder schauen, welche Bilder und Gedanken dazu auftauchen. Man kann sich auch auf ein Bild, das zu den Sätzen passt,

eine Weile konzentrieren. Die Grundhaltung sich und anderen gegenüber sollte so wohlwollend wie möglich sein. Wenn man Unfreundlichkeit u.Ä. wahrnimmt, versucht man, so gut es geht, das wiederum freundlich zur Kenntnis zu nehmen und wieder zur Übung zurückzukehren.

Ich mache diese und vergleichbare Übungen seit Jahrzehnten und habe den Eindruck, dass sie für mich etwas Nährendes haben. Entgegen meinen früheren Erwartungen habe ich bemerkt, dass es mir guttut, die Übungen nun schon seit Jahrzehnten immer wieder zu wiederholen. Die oft geübten Sätze fallen mir ein, wenn ich angespannt und gereizt bin und helfen mir, mich zu beruhigen.

In jüngeren Jahren hielt ich nicht viel von dieser Art des Übens, erkannte aber später, dass, wenn ich es mit offenem Herzen tue, es gewisse hilfreiche Wirkungen zeigt.

Andere Wege empfiehlt Donna M. Orange (2015), nämlich unsere Arbeit an den mitfühlenden Vertretern der Psychoanalyse zu orientieren, das heißt an Ferenczi (z.B. 1982), Federn (z.B. 1999) und Kohut (z.B. 1987), um die wichtigsten zu nennen. Ich halte mich gerne an beides, je nachdem, was gebraucht wird.

Ich schätze, ja bewundere besonders Joseph Weiss (vgl. eine seiner letzten Arbeiten: Weiss, 2005).

Weiss (ebd.) macht auf eindrucksvolle Art deutlich, wie wichtig es ihm ist, dass sich seine PatientInnen mit ihm sicher und geborgen[20] fühlen können. Ich möchte allen, die Englisch lesen können, die Arbeiten von Joseph Weiss empfehlen. Weiss vermittelt sehr deutlich, dass wir – hier möchte ich sagen, wie von Levinas (vgl. z.B. 1995) empfohlen – den Patienten den »Vortritt« lassen, will sagen, ihnen folgen sollten.

Donna Orange (2015), die mich in den letzten Jahren besonders inspiriert, ist Philosophin und Psychoanalytikerin und hat bei dem Heidelberger Philosoph Hans Georg Gadamer studiert. Sie bezieht sich in ihren Arbeiten häufig auf ihn.

Gadamer (1960/1990) geht es vor allem um Verstehen. Das setze

20 Das Wort »geborgen« ist nicht ins Englische übersetzbar.

beim Interpretieren anderer Menschen Offenheit, das Bewusstmachen der eigenen *Vorurteilsstruktur* (ebd., S. 270–281), sowie die Bereitschaft zum Gespräch bzw. zu reflexivem Auseinandersetzen voraus. Gadamer wollte beschreiben, wie Verstehen »immer geschieht«. Verstehen ist für Gadamer nicht eine Erkenntnisart unter anderen, sondern universal. Demnach ist das Sein des Menschen, sich in der Welt orientierend zu verstehen.

Das fordert uns heraus zu verstehen, es zumindest anzustreben. Dazu können sich psychodynamische, humanistische und verhaltensbezogene Vorstellungen/Theorien und Interventionen als hilfreich erweisen. Mir hat zunehmend geholfen, mich mit anderen Kulturen zu befassen. Nach meiner heutigen Auffassung konfrontiert uns jede neue Patientin/jeder neue Patient mit einer neuen Welt, die es mit offenen Sinnen und offenem Herzen zu erkunden gilt.

Und diese andere Welt können wir nur dann gut unterstützend begleiten, wenn wir offen sind für ganz Anderes, uns Fremdes, und dies mit so wenig Vorannahmen wie möglich.

Das Wesentliche in therapeutischen Beziehungen ist aus meiner Sicht, dass wir der/dem Anderen *begegnen*, um dabei behilflich zu sein, sich verstehend auf die Welt und sich selbst einzulassen. Und genau dies scheint angesichts von Corona so herausfordernd zu sein, weil wir unsere Weltbezüge unter dem Aspekt von *dem Leben ausgesetzt sein* zu betrachten gefordert sind. Genau genommen ist das keine neue Erkenntnis. Sie wurde in den letzten Jahrzehnten nur wenig zur Kenntnis genommen. Wir erfahren jetzt mehr denn je Dinge, die sich unserer Einflussnahme entziehen. Corona lehrt uns das, ich möchte sagen, unbarmherzig, kalt. So scheint es mir sinnvoll zu sein, uns auf Weltbezüge zu besinnen, mit denen wir uns immer auch aufgehoben fühlen können. Und das hat mit Begegnungen von und mit Menschen zu tun. Ich kann mir nicht vorstellen, dass das Virus uns das je abnehmen könnte.

Wir sind eingeladen, die therapeutische Beziehung so zu gestalten, dass Erfahrungen von Aufgehobensein in der Welt ermöglicht werden. Das wiederum bedeutet, dass jede Patientin/jeder Patient sich in seinem Da-Sein und So-Sein angenommen fühlen kann.

Stets und ständig ausführlich zu erklären, warum wir arbeiten, wie wir arbeiten, und um Zustimmung zu bitten, halte ich für unerlässlich als Äußerung des Respekts vor der anderen Person. Wird Zustimmung verweigert, gilt es, sich für die Gründe dieser Verweigerung freundlich zu interessieren und bereit zu sein zurückzutreten.

Das Konzept »Zwei Erwachsene arbeiten gemeinsam an ungelösten Schwierigkeiten aus der Vergangenheit« (vgl. Reddemann, 2021; Fürstenau, 2017) setzt eine Patientin voraus, die sich als erwachsenen Menschen sehen und begreifen kann.

Dies ist nicht immer der Fall. Zum einen fühlen sich manche PatientInnen wie ein Kind und behaupten dann, »Ich bin doch das Kind«, anders ausgedrückt: Manche Patienten und Patientinnen mögen sich auf die vorgeschlagene Sicht und Arbeitsweise nicht einlassen, weil sie fast vollkommen mit kindlichen Ichs in sich identifiziert sind. Man nennt das ichsynton. Hier ist es notwendig, die Patientin erst einmal auf sich selbst neugierig zu machen und sie für eine Sicht der Nichtidentifikation zu gewinnen.

Ein Beispiel aus der Praxis:

Frau Z. bittet um Beratung, weil sie sich seit Beginn der Corona-Krise klein, verzweifelt und gänzlich hilflos fühle. Es sei, als habe sie alle erwachsenen Kompetenzen verloren. Sie verkrieche sich zu Hause, weil das ja auch gefordert werde. Gleichzeitig ist sie wütend, dass sie das Haus nicht verlassen kann.

Zunächst versichere ich ihr, dass ich verstehen könne, dass das jetzt eine harte Zeit für sie sei, und frage dann, wie sie darauf komme, dass von ihr gefordert werde, immer zu Hause zu bleiben, das gelte doch – schwer genug – nur für Menschen, die mit Corona erkrankt seien. Sie schaut mich an, als tauche sie gerade aus einer fernen Welt auf und sagt: »Ach so, das weiß ich nicht.« Ich frage sie, wie alt sie sich fühle, wenn sie mir das sagt. Sie sagt spontan »sechs Jahre«. Da ich aus ihren Anmeldungsunterlagen weiß, dass sie 1980 auf die Welt gekommen ist, frage ich mich kurz, was ist 1986 Schlimmes geschehen. Es fällt mir – natürlich auch deshalb, weil dies auch mich nicht kaltgelassen hat – die Nuklearkatastrophe von Tschernobyl ein. So frage ich sie, ob sie sich daran erinnern könne. Und es sprudelt aus ihr heraus: »Ja, da durften wir doch nicht raus. Wir durften nicht einmal auf den Spielplatz. Es war ganz schrecklich, und meine Eltern waren sehr aufgeregt. Sie hatten, glaube ich, sehr große Angst …« Jetzt kann ich sie fragen, ob sie etwas mit der Idee anfangen könne, dass die aktuelle Situation in ihr all die ängstigenden Erfahrungen von 1986 wiederbelebt habe, sodass sie sich gefühlt habe und sich fühle, als sei es genau wie damals und als sei sie sechs Jahre alt; und dass dadurch diese ängstigende Vorstellung entstanden sei, dass sie gar nicht mehr auf die Straße gehen dürfe. Es sei ja auch in der Tat so, dass die aktuelle Situation als bedrohlich erlebt werden könne, dennoch gebe es eben zum Glück Unterschiede. Ob sie einverstanden sei, dass wir das noch genau gemeinsam herausarbeiten. Dem kann sie mit Erleichterung zustimmen. Wir betrachten also die Unterschiede zwischen damals und heute einerseits und ich lade sie ein, nach der Sechsjährigen zu schauen und sie zu fragen, wie es ihr gehe. »Die hat viel Angst und sie versteht überhaupt nicht, warum die Eltern so streng sind und warum sie nicht rausgehen darf. Es sind doch so schöne Tage.« Es fallen ihr noch mehr für das Kind kaum nachvollziehbare Dinge ein, sodass sie zu weinen beginnt. Ich bringe zum Ausdruck, dass ich das Entsetzen des Kindes gut verstehen könne und dass ich mir vorstellen kann, dass es hilfreich wäre, wenn sie sich liebevoll diesem kleinen Mädchen in ihr zuwenden würde und ihr kindgerecht alles erklären würde. Sie schaut mich etwas verwundert an, meint dann aber: »Ja, das kann ich ja mal ausprobieren.« Ich ergänze noch, dass es mir wichtig erscheint, dass sie dem Kind genau erklärt, dass sie selbst ja groß ist, vielleicht wisse die Kleine das gar nicht so recht. Als sie in Kontakt mit dem Kind geht, stellt sie fest, dass es sie tatsächlich nicht kennt, und nimmt sich Zeit, sich selbst vorzustellen und der Kleinen zu erklären, dass sie »ihre Große« ist und dass sie auf alles aufpasst, sodass sie auch zusammen in die Sonne gehen können, wenn die Kleine das möchte. Ich ermutige sie dazu, das baldmöglichst zu tun. Wir verabreden einen weiteren Termin. Ich erkläre ihr bei diesem Termin, dass es sich für viele Menschen als hilfreich herausgestellt hat, die »jüngeren

Ichs«, wie ich das nenne, an einen guten inneren Ort zu bringen, wo sie altersgerecht alles tun können, wonach ihnen ist, und dass es auch wichtig ist, zu vermitteln, dass die erwachsene Person sich jetzt um »alles« kümmert.

Das findet sie etwas seltsam, sie will es aber zu Hause ausprobieren, und ob sie sich nochmal melden könne. Nach einer Woche ruft sie an und erzählt mir, sie habe meinen Vorschlag ziemlich seltsam gefunden, dann aber gedacht, dass sie es ja probieren könne, und da habe sie bemerkt, dass ihr das sehr guttue. Es leuchte ihr jetzt ein, dass es gar nicht um sie, die Erwachsene, gehe, sondern um dieses kleine Mädchen, und das sei ja wirklich in Not gewesen.

Ich biete ihr an, dass sie sich gerne wieder melden könne, wenn sie weitere Hilfe brauche, und mache ihr Mut, sich auch weiter um die Sechsjährige zu kümmern. Über eine Rückmeldung nach geraumer Zeit würde ich mich freuen. Sie schreibt mir nach vier Wochen eine E-Mail, dass es ihr gutgehe.

Diese Patientin war fähig, sich rasch ihre erwachsenen Kompetenzen wieder verfügbar zu machen. Es sollte uns von daher ein Anliegen sein, Kriseninterventionen in Betracht zu ziehen. Frau Z. war sehr stabil, andere PatientInnen sind instabiler und verfügen über relativ wenig erwachsene Kompetenzen. Hier sind längere Therapieangebote erforderlich. Es mag dann darum gehen, sowohl Funktionen des erwachsenen Ichs zu stärken *wie auch, sich gemeinsam* um jüngere Anteile zu kümmern und diese zu versorgen.

Wir TherapeutInnen sollten uns als AnwältInnen sowohl der Erwachsenen wie auch der jüngeren Ichs verstehen und zwischen beiden, falls erforderlich, vermitteln.

Vom Nutzen von Imaginationen

Die Möglichkeit, unsere Vorstellungskraft zu nutzen, nimmt in meinem therapeutischen Konzept breiten Raum ein. Die imaginierten Kontakte mit inneren Anteilen gehören unbedingt dazu.

Im Jahr 2000 zeigten Kreiman, Koch und Fried (2000) in einer

Untersuchung, die in »Nature« veröffentlicht wurde, dass lebhafte Visualisierung dieselben Gehirnzellen aktiviert wie das Handeln selbst. Inzwischen gibt es einige Forschung mehr, mein Eindruck ist allerdings, dass das Interesse an dieser Forschung nicht hoch ist. Vermutlich, weil sich Imagination nicht so gut operationalisieren lässt. Auf eine mich beeindruckende Arbeit will ich hinweisen: Gaesser, Keeler und Young (2018) zeigen, dass prosoziales Verhalten durch Imagination unterstützt werden kann (vgl. auch Reddemann, 2016a).

Die Bedeutung der Imagination wurde ja bereits von Paracelsus erkannt und gewürdigt. Er meinte, Imagination sei »ein bedeutender Faktor in der Medizin. Sie kann Krankheiten verursachen … und heilen« (Paracelsus, zit. u. übers. n. Achterberg, 1990, S. 99, unter Bezug auf Hartmann, 1899, S. 137, 160 f.).[21]

Erfreuliche Erfahrungen und Stärken können Fundgruben für den Einstieg in die Arbeit mit Imaginationen sein, wenn wir uns davon erzählen lassen und dann fragen, wie es der Patientin nach der Erzählung geht. Umgekehrt können wir das auch fragen, wenn PatientInnen über Belastendes sprechen, und sie dann einladen, die beiden Erfahrungen und die Reaktionen darauf zu vergleichen.

Die Einladung zum Führen eines Freude- oder Dankbarkeitstagebuchs regt zum einen die Wahrnehmung von Freude und Dankbarkeit an, aber gleichzeitig ist die Vorstellungskraft unterstützend dabei, wenn uns die Patientin von Erfreulichem berichtet, und sie wird dadurch als Ressource bewusster.

Es wäre jedoch ein Irrtum anzunehmen, dass imaginative Arbeit keine Risiken birgt. Werden bei traumatisierten Menschen belastende Bilder forciert, kommen häufig viele Schreckensbilder. Daher braucht es ein behutsames Vorgehen. Und es kann sogar vorkommen, dass wir nichts forciert haben und doch sehr rasch Schreckensbilder auftauchen. Es kann helfen, PatientInnen einzuladen, zwischen den angenehmen und den Angst machenden Bildern hin und her zu pendeln, denn dies ist eine Erfahrung von Kontrolle. Manch-

---

21 Theophrastus Bombast von Hohenheim, genannt Paracelsus (*1493 oder 1494 in Egg, Kanton Schwyz; †24. September 1541 in Salzburg), war ein Schweizer Arzt, Naturphilosoph, Alchemist, Laientheologe und Sozialethiker. Er wurde zu seiner Zeit vor allem als Arzt wahrgenommen.

mal ist es aber auch nötig auszusteigen, z. B. das Thema gänzlich zu wechseln.

Bildhaftes *Denken* ist oft sicherer als Imaginieren im traditionellen Sinn, denn hier kann eine viel zu tiefe und Angst machende Entspannung entstehen, die als Ausgeliefertsein erlebt werden kann.

Es ist auch zu beachten, dass die meisten PatientInnen nicht erwarten, dass wir uns nach den positiven Seiten ihres Lebens erkundigen. Eine Möglichkeit, Informationen zu erhalten, besteht darin, zu erklären, »Damit ich Sie gut begleiten kann bei Ihren Anliegen (falls diese noch nicht genauer bekannt sind, kann man noch hinzufügen, ›über die wir uns noch verständigen werden‹), ist es für mich wichtig, dass ich so viel wie möglich über Sie als Mensch weiß, nicht nur etwas über Ihre Krankheiten«. Und wir vergewissern uns, ob die Patientin damit einverstanden ist. Eine offen forschende und fragebereite Haltung hilft hier wohl am meisten.

So wie Ethnologen mit dem, was sie erfahren, am besten arbeiten können, wenn sie weiterfragen und beobachten und den Menschen, die sie besuchen, mit so wenig Vorausurteilen wie möglich, aber mit umso mehr Respekt und Freundlichkeit begegnen, so hilft diese Haltung auch uns PsychotherapeutInnen und mehr als jede noch so perfekt erscheinende Theorie und Technik. Weil diese oft den unvoreingenommenen Blick auf die PatientInnen einengen können.

Unser emotionales Herz will gepflegt sein

Für das Herzeleid traumatisierter Menschen darf gelten, dass vor allem Mitgefühl entscheidend ist für Heilungsprozesse. Mitgefühl bedeutet allerdings auch, dass wir bereit sind, uns auf die Welt- und Selbstsicht der PatentInnen einzulassen. Es geht einerseits darum, PatientInnen als erwachsene PartnerInnen ernst zu nehmen, d. h. das Arbeitsbündnis zu fördern. Gleichzeitig geht es aber auch um Warmherzigkeit, vor allem im Umgang mit Leidvollem.

Wenn Herzeleid zu überwältigend ist, kann eines der Prinzipien von PITT (Reddemann, 2021) genutzt werden, nämlich bewusste Distanzierung zu unterstützen, z. B. mithilfe der bereits erwähnten Imagination einzuladen, das Leben aus einer Beobachterperspektive zu betrachten; das kann mehr Sicherheit vermitteln. Aus dieser Sicherheit heraus ist es oft erst möglich, zu mehr emotionalem Erleben, insbesondere Trost zu kommen.

So können wir uns auf PatientInnen einstimmen, indem wir uns so genau wie möglich für die momentane Situation interessieren: Was macht Angst, wo gibt es Beeinträchtigungen und Einschränkungen durch Corona? Später können wir dann zur Lebensgeschichte kommen, wenn die Patientin einverstanden ist. Hier frage ich häufig sehr allgemein: »Würden Sie sagen, dass Ihre Kindheit/Jugend belastend war?« Im Falle eines »Ja« frage ich, ob ich noch mehr fragen darf, kommt dann ein erneutes »Ja«, frage ich: »Gab es Gewalt, gab es sexualisierte Gewalt, gab es Vernachlässigung?« und: »Sie brauchen mir keine Details zu erzählen, wenn Sie es nicht möchten, jedoch können Sie mir alles erzählen, was Sie möchten.« Ich erkläre stets, warum ich mich für die Lebensgeschichte interessiere, und habe längst herausgefunden, dass ich PatientInnen auch dann begleiten kann, wenn sie mir darüber nichts erzählen oder auch nicht erzählen wollen.

Das emotionale Herz, wie ich das nenne, ist bei traumatisierten Menschen sehr oft erstarrt oder permanent klagend. Ich mag das Wort Herzeleid. Und erinnere mich dann immer wieder an Bachs Kantate »Ich hatte viel Bekümmernis« (vgl. Reddemann, 2016b). Diesem Satz folgt dann noch »in meinem Herzen«. Hier wird Herzeleid ernst genommen. Es geht darum, lange klagen zu dürfen und getröstet zu werden, ehe man sich wieder dem Ganzen des Lebens zuwenden kann. Ein Meisterwerk der Einfühlung und des Trostes.

Bescheidenheit

Vieles, was kranke Menschen an uns herantragen, ist mit heutiger Wissenschaft nicht oder nicht genau genug erfasst.[22] Unsere PatientInnen haben auch ein Leben außerhalb der Therapie, das umfasst viel mehr Zeit als die eine bis drei Stunden pro Woche mit uns. In

---

22 Hermeneutik wäre z. B. eine Wissenschaft, die heute wenig Gültigkeit zu haben scheint.

diesem Leben kommen die Patientinnen oft, zumindest in Teilbereichen, besser zurecht, als wir ahnen und erfahren, solange wir uns nicht dafür interessieren.

Es empfiehlt sich daher sehr, ein Interesse am Alltagsleben der PatientInnen aktiv fragend einzubringen. Was Corona angeht, z.B. zu erfragen, ob es Unterschiede gibt in Bezug auf ängstliches Reagieren, ob es Momente gibt, wo es der Patientin etwas besser mit der Situation geht, usw.

Es geht mir in der Arbeit mit PITT (Reddemann, 2021) explizit immer wieder darum, die Patientin für das, was ich zu tun empfehle, *zu gewinnen*. Sie wird eingeladen, die für sie stimmige »Wahrheit« herauszufinden und auf sich anzuwenden. Das bedeutet, jeder neue Behandlungsschritt wird erklärt, und die Patientin wird um ihr Einverständnis dazu gebeten. Auf diese Weise erfährt die Patientin, dass sie als eigenständig handelnder und denkender Mensch gefragt ist und anerkannt wird und dass die Therapeutin ihr nicht ihr Expertinnenwissen aufdrängt, sondern auf Zusammenarbeit setzt. *In Corona-bezogener Arbeit mit seiner überwältigenden Qualität von Ungewissheit und unserem Nichtwissen scheint mir dies besonders wichtig.*

Hinsichtlich des Aufbaus des Arbeitsbündnisses geht es vor allem darum, die erwachsene Person dafür zu gewinnen, dass auf eine bestimmte Art und Weise zusammengearbeitet werden kann, nämlich nach dem Motto: Zwei Erwachsene arbeiten gemeinsam an Ungelöstem aus der Vergangenheit. Es sollte möglichst nicht so sein, dass sich ein kleiner Teil der Patientin zeigt und dass die Therapeutin sich um diesen Teil kümmert. Das heißt etwas technischer ausgedrückt, das, was ich weiter oben bereits gesagt habe: Die Zwei-Erwachsenen-Perspektive wird angestrebt, was wiederum bedeutet, dass wir Regression innerhalb der therapeutischen Beziehung nicht fördern, jedoch selbstverständlich als Hinweis nehmen, die erwachsenen Fähigkeiten zu stärken.

Gewinnen heißt weder überreden noch gar Druck ausüben, sondern überzeugen. Wenn ein Patient ein Konzept ablehnt, hat er gute Gründe, selbst wenn wir sie im Moment noch nicht verstehen sollten.

Man kann das Angebot dann etwa folgendermaßen modifizieren:

»Sie verfügen über bestimmte Kompetenzen und Fähigkeiten, die man erst als erwachsener Mensch hat. Für unsere gemeinsame Arbeit hier ist es wichtig, dass Sie diese Fähigkeiten nutzen, um mit mir zusammenzuarbeiten und über Ihre Schwierigkeiten, aber auch über Ihre Ressourcen nachzudenken und diese einzusetzen. Andererseits gibt es in jedem Menschen auch kindliches Verhalten, das hier natürlich auch zu seinem Recht kommen kann. So möchte ich Sie auch gerne dabei unterstützen, dass Sie sich Ihren jüngeren verletzten Anteilen zuwenden können.«

Die Empfehlung zum Führen eines *Freude- oder Dankbarkeitstagebuchs* regt zum einen die Wahrnehmung dieser Qualitäten an, aber gleichzeitig ist die Vorstellungskraft unterstützend dabei, wenn uns die Patientin von Erfreulichem berichtet.

Ich webe gerne Bilder, Geschichten, Metaphern ein. Ich achte auf Sprachbilder und rege an, sie achtsam wahrzunehmen, nur wenige Menschen verwenden nie ein Sprachbild. Bei negativen Bildern rege ich Gegenbilder an.

Das, was jemand denkt, ist ihr/ihm in der Regel am leichtesten zugänglich. Warum also diesen Bereich nicht auch – gezielt – nutzen? Selbst wenn das nicht die vollständige Lösung des Problems ist. Gerade bei schwerer gestörten PatientInnen ist die Arbeit an dysfunktionalen Kognitionen oft unerlässlich (vgl. Reddemann, 2014).

Psychodynamische PsychotherapeutInnen lehnen ja meist alles ab, was den Anschein von »suggestiv« hat. Meines Erachtens geht es eher um die Frage, ob man manipulativ ist. Eine Frage oder auch ein Vorschlag ist nicht in jedem Fall manipulativ, zumal nicht zu fragen und keine Vorschläge zu machen durchaus auch als manipulativ erlebt werden kann – und es vielleicht auch ist.

Kognitive Arbeit hat für traumatisierte PatientInnen in den meisten Fällen den Vorteil, dass sie mehr Kontrolle haben.

(Schwer) traumatisierte Patientinnen berichten selten von selbst von Ressourcen. Ich frage daher gezielt danach. Von Anfang an, also am besten bereits im ersten Gespräch, eruiere ich soweit möglich sowohl Probleme und Symptome wie auch die Ressourcen und mögliche Lösungen. Fragen, die helfen, sind: »Wie haben Sie es überlebt?«, »Wie haben Sie es geschafft, damit fertigzuwerden?«, »Was und wer hat Ihnen geholfen?«

Wichtig: Ich erkläre immer, warum ich diese Fragen stelle.

Zum Beispiel leite ich die o.g. Fragen so ein: »Ich möchte Ihnen gerne eine Frage stellen, die Sie vielleicht verwundern wird, nämlich, wie Sie es geschafft haben und immer noch schaffen, all das Schlimme in Ihrem Leben zu überleben, und jetzt auch noch die Belastungen durch Corona. Ich stelle Ihnen diese Frage deshalb, weil es mir wichtig ist, dass ich auch etwas über Ihre Fähigkeiten zu überleben weiß. Und vielleicht sogar, gut zu leben … Das heißt, ich kann Sie besser begleiten, wenn ich Sie als ganzen Menschen kennenlerne, mit Ihrem Leid und mit Ihren Fähigkeiten und Ihrer, wie ich es nenne, Überlebenskunst.«

Die beste Möglichkeit, die Patientin davon zu überzeugen, dass ein Wahrnehmen ihrer Ressourcen sie weiterbringt, ist, dass sie sich selbst davon durch Beobachtung überzeugt, und dass wir ihr helfen, die »Prinzessinnen« in ihren »Drachen« (vgl. Rilke, 1929/2019, S. 71) zu entdecken. Solange PatientInnen solche Vorgehensweisen als kränkend erleben und sich nicht verstanden fühlen, müssen wir allerdings darauf verzichten!

Leid und Leiden brauchen Platz, dominieren manchmal alles, müssen es aber nicht notwendigerweise. Ich betrachte es als eine gemeinsame Aufgabe, das zu untersuchen und Schritt für Schritt weiterzugehen.

Besonders bewährt hat sich – wie übrigens in allen unklaren Situationen auch hier wieder –, die Patientin um ihre Meinung zu bitten, wie zu verfahren sei und wie sie das, was ich sage und anbiete, erlebt. Patientinnen und Patienten wissen meist sehr genau, was sie brauchen.

Bild der inneren Weisheit

Eine meiner wichtigsten Einladungen zu einer Imagination ist, PatientInnen so früh wie möglich in der Therapie einzuladen, ein Bild, eine Vorstellung von ihrer/seiner »inneren Weisheit« zu entwickeln. Eine Möglichkeit ist, einzuladen, sich den ganz alten weisen Mann/

die weise alte Frau, die die Betreffenden einmal sein werden, vorzustellen. Dieses weise Wesen kann dann jederzeit um Rat gefragt werden. Mich verblüfft es immer wieder, wie viel Weisheit sich dann oft zeigt, selbst bei Menschen, die sich darauf zum ersten Mal einlassen.

Die »innere Weisheit« kann bei vielerlei Entscheidungen, Fragen, Problemen zurate gezogen werden. Dies gilt sowohl bei durch Corona akut belasteten Menschen wie auch bei biographisch hoch belasteten.

Leid und Leiden sollten anerkannt werden, denn es gibt sie.

Es braucht also Geduld, sodass ich mir – manchmal viel – Zeit nehme, PatientInnen zu erklären, warum eine einseitige Beschäftigung mit Leid das Leiden nicht unbedingt mindert.

Unser Verhalten und unsere Fragen zu Beginn der Arbeit tragen auf hilfreiche oder eben weniger hilfreiche Weise zur Beziehungsgestaltung bei. Viele PatientInnen verharren im Leiden, weil ihnen am Anfang nicht deutlich genug vermittelt wurde, dass die Therapeutin sowohl am Leid als auch an den so genannt »gehobenen Gefühlen« und angenehmen Erfahrungen interessiert ist.

Es ist mir darüber hinaus sehr wichtig, dass wir in Betracht ziehen, dass es menschliche Erfahrungen gibt, die so leidvoll sind, dass ein Mensch sich von ihnen nicht befreien kann – und manchmal auch nicht will. Hilfreich in diesem Zusammenhang erscheint mir eine Unterscheidung in »heilsame« versus »unheilsame« Gefühle und nicht in »positiv« und »negativ« (vgl. Dalai Lama & Ekman, 2009).

Es kann sowohl für uns wie für unsere PatientInnen wohltuend sein, immer wieder eine Haltung des nicht oder möglichst wenig wertenden Umgangs mit sich selbst zu üben; das bedeutet, sich möglichst täglich bewusst und entschlossen Zeiten des achtsamen Wahrnehmens von dem, was jetzt gerade ist, zu nehmen. Dabei ist es nach meiner Erfahrung besonders günstig, wenn diese Form des Übens Platz im Alltag findet, d. h., man kann z. B. den Weg zur Bushaltestelle achtsam gehen oder die Spülmaschine achtsam einräumen oder sich achtsam rasieren.

2.5 Vorschlag für eine überwiegend ressourcenorientierte Krisenintervention im Rahmen von 5–10 Sitzungen nach PITT

Dazu eine mir sehr wichtige Vorbemerkung: Unbedingt rasch helfen zu wollen, kann bewirken, dass wir vergessen, dass Menschen über Selbstheilungskräfte verfügen. Gerade an dieser Stelle ist also eine genaue Abstimmung mit den PatientInnen erforderlich.

Selbstheilungskräfte brauchen allerdings oft mehr Zeit, als heute erwartet wird, um sich zu entfalten und zur Wirkung zu gelangen. So wurden mir vor einigen Jahren im Rahmen einer akuten Erkrankung nach Abklingen der akuten Beschwerden mithilfe von Antibiotika von wohlmeinenden BehandlerInnen allerhand Interventionen empfohlen. Ich entschloss mich damals, auf die Weisheit meines Körpers zu vertrauen und ihm Zeit zu lassen. Es dauerte vermutlich länger als mit den empfohlenen Interventionen, aber mein Vertrauen in mich selbst und die Weisheit meines Körpers verstärkte sich, und das war sehr heilsam für mich.

Verliert jemand jedoch die Kontrolle über sich selbst durch massiv überflutende Gefühle der Panik und des Schmerzes, kann das als beschämend erlebt werden und die Integrität beschädigen. Hier ist sofortige Hilfe erforderlich.

Für mich war es jedoch wichtig, mir klar zu machen, dass Krisen, so schlimm sie sein mögen, auch die Möglichkeit zu mehr Wachstum bieten. Menschen können durch Erfahrungen, wie aktuell die Corona-Krise, auch weiser und akzeptierender werden. Es gilt daher auch hier, das Für und Wider von Interventionen abzuwägen. Und die PatientInnen einzuladen zu entscheiden.

Hier ein Vorschlag, wie man Stunde für Stunde arbeiten kann:

Erste Sitzung

1. Das Problem anhören und Mitgefühl zeigen. Es ist bedeutsam, dass wir uns als mitfühlende Andere zur Verfügung stellen und nicht sofort als »Professionelle«, die besser zu wissen glauben, was getan werden sollte.
2. Nach Isebaert (2009) sind Probleme, für die es keine Lösungen

gibt, Einschränkungen, die man hinnehmen sollte. Das trifft zumindest derzeit auf Corona zu. Mir scheint es daher wichtig, das ggf. zu thematisieren. Heutigen Menschen fällt es schwer, etwas hinzunehmen, das zumindest im Moment nicht zu verändern ist. Viele möchten an die totale Machbarkeit glauben und leiden jetzt angesichts von Corona extrem unter der Einsicht, dass das nicht aufgeht. Und wenn sie denn schon durch Corona damit konfrontiert sind, dass das möglicherweise ein Irrglaube ist, so versuchen sie so rasch wie möglich, Schuldige zu finden und Lösungen, die es nicht geben kann. Dies meine ich in den derzeitigen öffentlichen Äußerungen auf vielen Seiten beobachten zu können.

Jedoch gilt: Menschliches Leben ist nicht unentwegt sicher und bestimmbar.

In diesem Sinn kann es helfen, darauf hinzuweisen, dass es schwer ist, damit fertigzuwerden, und insbesondere, dass es für das, was geschieht, kaum fertige Antworten gibt. Die Akzeptanz des Unveränderlichen bedarf oft des Mitgefühls, kann aber dennoch viel Zeit benötigen. Hektische Problemlösungsversuche, die manchmal beruhigen, sind selten tragend.

»Trauerarbeit« in dem Sinn, dass wir uns mehr um Akzeptanz unserer Begrenztheit bemühen, sehe ich selten. Das würde es uns vermutlich leichter machen, mit Corona umzugehen. Ich erinnere an die Bitte, die bei jedem AA-Meeting geäußert wird: dass wir erkennen, was wir ändern können und was nicht und hier zu einer Unterscheidung zu gelangen wünschen. Unabänderliches gilt es dann zu akzeptieren – was natürlich nicht immer leichtfallen muss. Für diesen Sachverhalt braucht es wiederum unser Mitgefühl. Buddhisten meinen, dass wir die Dinge verschlimmern, wenn wir die durch uns nicht veränderbaren Dinge nicht zu akzeptieren bereit sind.

Einladung zur Reflexion:

Wenn Sie mögen, untersuchen Sie, ob es schwierige Dinge in Ihrem Leben gibt, gegen die Sie kämpfen. Was wäre, wenn Sie sie akzeptieren würden?

3. Ich frage, ob es etwas gibt, das als hilfreich erlebt wird: Was hat bis jetzt gewisse Erleichterung verschafft, was hat früher in *annähernd* vergleichbaren Situationen geholfen? In der Corona-Krise könnte es m. E. hilfreich sein, zu erkennen, wie viel wir nicht ändern können, bis hin zu unserer Sterblichkeit; und dass das zwar nicht leicht bewusst auszuhalten ist, es sich dennoch lohnen kann, sich solchem Wissen anzunähern.
4. Psychoedukation kann gerade unter Bedingungen von Verunsicherung beruhigen: Ich gebe gerne Informationen über Trauma, Traumacoping, Traumaverarbeitung.
   Wenn möglich, Angehörige miteinbeziehen und ebenfalls aufklären und informieren. Es kann erleichtern, wenn die als krankhaft erlebten Reaktionen als zur Traumaverarbeitung gehörend erläutert werden.
5. Distanzierungstechniken erklären! Viele Menschen greifen aus sich heraus auf die eine oder andere Form des Sichdistanzierens zurück. Es ist wichtig, das zu würdigen, etwa: »Ich bin froh, dass es Ihnen möglich ist, mit einer gewissen Distanz über die schlimmen Dinge zu sprechen.« Auf keinen Fall halte ich es aus heutiger Sicht für vertretbar, das Sichdistanzieren von PatientInnen kritisch zu deuten. Wenn Distanzierung allerdings nur als Dissoziation möglich zu sein scheint, sollten wir behilflich sein, diese Art des Umgehens mit Schmerzhaftem durch heilsameres Verhalten zu verändern.
   Scheinen Ratsuchende – ich spreche hier bewusst nicht von PatientInnen! – überflutet, empfehle ich konkrete Distanzierungsmöglichkeiten, z. B., alles wie auf einem Bildschirm zu sehen und eine »Fernbedienung« zu nutzen, wenn gewünscht (!), die Dinge aus einer beobachtenden Position betrachten etc.

Mit diesen Interventionen dürften ein bis zwei erste Sitzungen ausgefüllt sein.

Erste Folgesitzung:

1. Wie ist es der Person seit der letzten Sitzung gegangen? Mitgefühl zeigen.

2. Was hat geholfen? Wer hat geholfen? Gab es Momente, in denen es ein bisschen leichter war? *Was war da anders?*
   Hier forsche ich nach Unterschieden. In Momenten, die sich leichter anfühlten, haben sich vermutlich mehr Ressourcen gezeigt, die jetzt bewusster genutzt werden können.
3. Eventuell die Imagination des guten inneren Orts vorstellen. Kann die Ratsuchende mit so einer Vorstellung etwas anfangen? Es geht um Geborgenheitserleben. Falls sich hier eine Resonanz zeigt, kann gemeinsam ein solcher Ort in der Vorstellung ausgemalt und verankert werden; eventuell können auch gleich Helferwesen zum Trost mit an den inneren Ort geholt werden (s. Reddemann, 2001/2016).
4. Falls die ratsuchende Person dies ablehnt, frage ich, ob es Vorstellungen oder Handlungen gibt, die schon einmal Trost und Hilfe waren. Z. B. in die Natur gehen, beten etc., und ich ermutige dazu, dies wieder und häufiger zu tun.
5. Ratsuchende, die so verzweifelt sind, dass sie nichts tun wollen oder können, verweise ich auf den biologischen Sinn des »Totstellreflexes«. Ich plädiere dafür, sich Zeit zu lassen und zeige Mitgefühl. Gerne empfehle ich eine Beobachtungsaufgabe: »Ich möchte nicht, dass ich Ihnen etwas vorschlage, was für Sie nicht von Wert ist, deshalb bitte ich Sie, bis zu unserem nächsten Gespräch darauf zu achten, welche Dinge Sie auf jeden Fall behalten wollen.«
6. Mit der Übung »Gepäck ablegen und auftanken« habe ich sehr gute Erfahrungen gemacht.
   Hier geht es darum, sich vorzustellen, dass man auf einer langen Wanderschaft ist und sehr müde. Daher legt man sein Gepäck ab und sucht sich einen Ort zum Auftanken. Nach geraumer Zeit spürt man Erholung, geht zum Gepäck zurück und untersucht es daraufhin, was man noch braucht und was nicht (vgl. Reddemann, 2001/2016a).
7. Ich erkundige mich immer, ob Distanzierungstechniken hilfreich waren, und empfehle sie gegebenenfalls zur Vertiefung.

Zweite Folgesitzung:

1. Bestandsaufnahme, Problemwürdigung, Mitgefühl.
2. Was hat sich in der Zeit seit unserem letzten Gespräch bewährt? Auswertung der Beobachtungsaufgabe: Was soll beibehalten werden? Daraus ergibt sich vermutlich Neues als Hilfe.
3. Imaginationen, waren die bisherigen Übungen hilfreich? Sollten sie vertieft werden?
4. Eventuell neue Übung: »Die Baumübung« gemeinsam erarbeiten, nur so weit gehen, wie die Ratsuchende möchte. Manchmal genügt schon die Vorstellung eines Baumes, an den man sich lehnen kann (s. Reddemann, 2001/2016).
5. Anamnese genauer erheben.
   Hierzu gehört jetzt auch eine Anamnese der gesamten Lebenszeit im Sinne »beidäugigen Sehens«, d.h., Problematisches und Leid sind ebenso von Interesse wie Gelungenes und Freudvolles.
   In der aktuellen Corona-Krise können u.a. bei »Kriegskindern« und »Kriegsenkeln« die alten Themen von Bedrohung reaktiviert werden. Auch andere traumatische Erfahrungen können aktiviert werden. *Leider sogar solche, die gut bearbeitet worden sind.*
6. Ich erkundige mich erneut genau und ggf. detailliert nach Distanzierungsmöglichkeiten.
   Sind sie hilfreich, braucht es Ergänzungen? Ermutigung ist mir stets wichtig.
7. Ich erkläre den Wert der Konzentration auf den Augenblick und den jeweils nächsten Schritt.

Die dann folgenden Sitzungen sollten verwendet werden für:

1. Das Bisherige immer mehr zu vertiefen. Ich frage jedes Mal wieder, was in der Zeit seit der letzten Sitzung geholfen hat. Dabei geht es oft darum, sehr genau und detailliert nachzufragen, da die meisten Menschen oft nicht so genau hinsehen.
2. Ich gebe gerne Ergebnisse aus der Forschung weiter: Was man darüber weiß, was Menschen hilft, mit Schwerem fertigzuwerden, z.B.:
   a) Das Empfinden, (wieder) etwas bewirken zu können,
   b) sich auf den nächsten Schritt zu konzentrieren,

c) Zukunftsorientierung,
d) Akzeptanz,
e) sich für sich und andere verantwortlich, aber nicht schuldig fühlen,
f) Menschen sind Herdentiere, d.h., besonders wenn man unglücklich ist, brauchen die meisten Gemeinschaft. Wie kann diese trotz allem unter Pandemie-Bedingungen hergestellt werden? Ich mache mir z.B. inzwischen »Zoom« oder Vergleichbares gerne zunutze. Ich habe das früher abgelehnt und erkenne nun doch den Wert davon! Und nicht zu vergessen: *Nutzen wir unsere Vorstellungskraft.*
g) Sinnfindung kann sehr wichtig sein und als hilfreich erlebt werden. Ich komme im Kapitel zu den existentiellen Themen darauf zurück.

3. Die Entdeckung von Stärken ist mir stets wichtig. Z.B. mithilfe von Imaginationen: Wie kann man Stärken in bestimmten Situationen am besten nutzen? Verschreibung: Stärken in nächster Zeit konkret nutzen.

Abschlusssitzung:
Lösungen würdigen. Durchhaltewillen würdigen. Zukunftsplanung für den Alltag anregen, die Möglichkeit weiterer Therapie benennen.

Corona als Trigger von negativen, aber auch positiven Erfahrungen

Dazu schrieb mir eine Kollegin dankenswerterweise sehr ausführlich und differenziert, sodass ich es gerne komplett wiedergeben möchte:

»Bei vielen PatientInnen hat Corona bestehende Ängste verstärkt. Der Rückzug wurde verstärkt, einer Patientin war es wegen Ängsten nicht möglich, über Video Therapie zu machen. Eine andere Patientin mit einer sehr belasteten Beziehung zur Mutter erlebte die Corona-Maßnahmen als Übergriff, was sehr viel Wut und Angst auslöste. Sie erlebte die Maßnahmen wie einen Übergriff einer uneinfühlsamen Mutter. Die Einschränkungen erlebte sie auch als schmerzliche Behinderung der neugewonnenen Lebensgestaltung, nachdem sie sich aus ihrem depressiven Rückzug herausgearbeitet hatte und dadurch wenig Möglichkeiten hatte, sich auszuprobieren. Bei einer früh traumatisierten Patientin, die sich gut stabilisiert hatte und deren Therapie abgeschlossen war, kam es zu einer vorübergehenden Verschlechterung und Wiederaufnahme der Stunden.

Es gab aber auch andere, die sich meiner Erfahrung nach in der Video-Therapiestunde offener zeigen konnten als im direkten Kontakt. Sie befanden sich in ihrem häuslichen Umfeld und fühlten sich dadurch möglicherweise sicherer. Einer Patientin kamen die Lockdown-Beschränkungen als Abgrenzungsunterstützung und positive Ich-Unterstützung entgegen. Sie erlebte es als Unterstützung und Entlastung, belastende Kontakte zu den Eltern reduzieren zu können. Für eine aus einem arabischen Staat stammende Patientin war es eine *extreme Belastung und auch Wiederholung,* in die Isolierung gezwungen zu sein und gleichzeitig die (realen) Ängste um die Familie, zu der sie nur eingeschränkt Kontakt haben konnte, auszuhalten und zu bewältigen.

Insgesamt habe ich den Eindruck, die Pandemie triggert ganz unterschiedliche Anteile und dient somit als vielseitiges Projektionsfeld. Bei manchen Patientinnen war es schwierig, die Therapie während des Lockdowns fortzusetzen, weil der Partner Homeoffice machte und dadurch deutlich wurde, wie wenig eigener Raum da war. Wir haben dann telefoniert, während die Patientin draußen in der Natur spazieren ging. Ähnlich bei einer Mutter mit mehreren Kindern, die während des Lockdowns zu Hause waren; allerdings war da dann hilfreich, dass der Mann im Homeoffice war und während der Therapiestunde die Kinder betreut hat. Allerdings sind in diesem Fall der Schutz und die Privatheit nur eingeschränkt vorhanden.

Manche ängstlichen PatientInnen erlebten die Corona-Maßnahmen auch entlastend. Im Sinne von: ›Man muss nicht so viel unternehmen, es gibt weniger Möglichkeiten, andere machen auch nicht so viel.‹«

Soweit ein ausführlicher Bericht einer Kollegin, für den ich dankbar bin, weil *ein breites Spektrum an Reaktionen auf Corona* sehr deutlich wird.

Auch bereichernde Erfahrungen sind nicht gänzlich ausgeschlossen.

Und ich erfuhr auch dies: »Ich erlebte tatsächlich den Lockdown auch zunächst entlastend. Ich hatte entdeckt, später mit der Arbeit zu beginnen und morgens erst einmal Sport zu machen, raus in die Natur zu gehen oder Yoga und Meditation zu praktizieren. Davor dachte ich immer, ich fange am besten früh zu arbeiten an, weil ich Frühaufsteherin bin. Jetzt stehe ich früh auf, nehme mir Zeit für mich und gehe dann erfrischt an die Arbeit. Es geht mir aber auch so, dass ich auch etwas deprimiert werde im Hinblick auf die kommenden Monate, den Winter, die steigenden Infektionszahlen. Dass es einiges an Selbstfürsorge bedarf, sich nicht entmutigen zu lassen.«

Es ist zu empfehlen, sowohl nach so etwas wie hilfreichen Auswirkungen von Corona zu schauen wie nach den belastenden.

Diese Berichte stehen hier für viele mit ähnlichem Tenor.

KAPITEL 3

Die existentielle Dimension der Pandemie-Erfahrung

> *»Das Gefühl der Absurdität kann einen beliebigen Menschen an einer beliebigen Straßenecke anspringen.«*
> *»An sich ist diese Welt nicht vernünftig, das ist alles, was man von ihr sagen kann.«*
> *»Das Absurde entsteht aus der Gegenüberstellung des Menschen, der fragt, und der Welt, die vernunftwidrig schweigt.«*
> (Albert Camus, 1942/1959, S. 15, 23, 29)

Ich interpretiere Camus so, dass wir mit Herz und Verstand die Dinge betrachten sollten, will sagen, mit Mitgefühl und mit Klarheit des Denkens.

Die aktuelle Pandemie kann unter dem Aspekt betrachtet werden, dass sie uns hierzulande intensiver, als dies seit dem Zweiten Weltkrieg und der Nachkriegszeit geschehen ist, mit existentiellen Themen konfrontiert. So möchte ich mich hier ausführlicher mit ihnen befassen (vertiefend hierzu Yalom, 1980/2015). Yalom spricht von folgenden existentiellen Themen: Tod, Freiheit, Isolation und Sinnlosigkeit. Themen, die einem auch manchmal »den Verstand rauben« können, sodass wir immer wieder eingeladen sind, genau hinzusehen.

Im Buddhismus gibt es über Yalom (ebd.) hinausgehende existentielle Kategorien, die ich ebenfalls in Betracht ziehen möchte: Geboren werden, altern, Krankheit; bekommen, was man nicht haben will; nicht bekommen, was man haben will. Im Lauf der Jahre habe ich sehr häufig entdeckt, dass genau diese beiden zuletzt genannten

Punkte für uns westliche Menschen eine große Herausforderung bedeuten, da wir allzu gerne glauben möchten, dass wir jederzeit alles beeinflussen können. Es kann sich lohnen, diese Erwartung immer wieder genau anzuschauen. Corona entzieht sich – zumindest während ich dies schreibe – immer noch weitgehend unserer Einflussnahme. Wir müssen uns in vieles fügen, was auch für viele eine neue Erfahrung zu sein scheint.

Derzeit werden sehr große Hoffnungen auf Impfungen gesetzt. Allerdings scheint sich auch hier die Hybris »Wir werden mit allem fertig« wieder durchzusetzen. Noch nie wurden Arzneimittel so schnell auf den Markt gebracht, und ob die Impfstoffe wirklich so harmlos sind, wie sie jetzt beschrieben werden, wissen wir keinesfalls.

Ich erinnere mich noch heute mit großem Unbehagen an eine Erfahrung aus den frühen Jahren meiner Niederlassung als Psychiaterin. Damals wurde ein neues Antidepressivum, Alival, hoch gepriesen als praktisch nebenwirkungsfrei. Leider war ich damals nicht genügend skeptisch und nicht genügend wissend. Ich empfahl dieses Medikament einem Patienten, der aus heutiger Sicht an einer schweren komplexen posttraumatischen Belastungsstörung litt. Im Vordergrund stand die depressive Symptomatik, so verschrieb ich ihm dieses neue Antidepressivum. Leider hatte er unter erheblichen Nebenwirkungen zu leiden und wir brachen diese Behandlung ab. Angemessen mit einer komplexen PTBS zu arbeiten, war mir damals, Mitte der 70er-Jahre, nicht möglich. Ich begleitete ihn, so gut ich konnte, aber ich konnte ihm nicht helfen. Diese Erfahrung werde ich nicht vergessen und ich schreibe hier darüber, um daran zu erinnern, dass unser Wissen bis heute Stückwerk ist[23] und es sich nicht empfiehlt, sich von Erfolgen blenden zu lassen und noch weniger von

23 Was schon Paulus im Brief an die Korinther wusste. Wir sollten es beherzigen: »Wenn ich in den Sprachen der Menschen und Engel redete, / hätte aber die Liebe nicht, / wäre ich dröhnendes Erz oder eine lärmende Pauke.
Und wenn ich prophetisch reden könnte / *und alle Geheimnisse wüsste / und alle Erkenntnis hätte;* / wenn ich alle Glaubenskraft besäße / und Berge damit versetzen könnte, / hätte aber die Liebe nicht, / wäre ich nichts« (1 Kor 13,1–2). Liebe bedeutet in unserer Arbeit wohl auch Behutsamkeit, Verzicht auf Besserwisserei. Und Bescheidenheit.

angeblich gut getesteten Medikamenten. Das Medikament Alival wurde damals innerhalb weniger Jahre vom Markt genommen! Es gab mehrere tödliche Reaktionen darauf. Dass Medikamente tödliche Nebenwirkungen haben können, möchte möglichst niemand wissen. Nicht zuletzt wohl deshalb, weil wir ohnehin vom Tod nichts wissen wollen.

Wir sollten also Wege finden, immer Risiken und Nebenwirkungen neben dem, was hilfreich sein könnte, so gut wie möglich abzuwägen und schon gar nicht nur auf Interessen-geleitete Informationen hören. Das habe ich durch die Erfahrung mit dem oben erwähnten Patienten schmerzhaft lernen müssen.

3.1 Der Tod bzw. unsere Sterblichkeit als existentielle Bedrohung

Ich möchte hier die Leserinnen und Leser zu einigen Gedanken über Sterblichkeit und Tod einladen, einige davon haben mich bereits in meinem Buch »Schlussstücke« (Reddemann, 2018) beschäftigt, einige sind dazugekommen.

Eine Frage bleibt: *Müssen* wir uns vor dem Tod fürchten oder gar Angst vor ihm haben?

Die weiter oben kurz erwähnten Künstlerinnen haben sich mit dem Tod auf unterschiedliche Weise befasst, ja befassen müssen. Wir können uns die Bilder von Frida Kahlo (vgl. Herrera, 1983/2018) und Niki de Saint Phalle (vgl. Schröder, 2002) dazu ansehen, über den Schmerz von tödlichen Verlusten bei Mascha Kaléko (vgl. Zoch-Westphal, 1987) und Ágota Kristóf (2013, 2016) nachlesen. Und uns durch die Begegnung mit Alma Rosé (vgl. Newman, 2002) mit grausam zugefügtem Tod befassen.

Wir sind niemals allein mit unserer Furcht vor dem Tod und unserem Bemühen um diesbezügliche Akzeptanz!

Für mich ist das ein hilfreicher Gedanke. Die mir seit langem wichtigste Äußerung stammt von Dietrich Bonhoeffer (1944/1994), der in der Haft kurz vor seiner Hinrichtung nicht nur der Gelassene, Heitere, der sich von guten Mächten wunderbar geborgen weiß, war.

Er schrieb kurz vor seinem Tod in einem Brief ergreifend aufrichtige Sätze:

> »Ich dachte, ich könnte glauben lernen, indem ich selbst so etwas wie ein heiliges Leben zu führen versuchte ... Später erfuhr ich und ich erfahre es bis zur Stunde, dass man erst in der vollen Diesseitigkeit des Lebens glauben lernt. Wenn man völlig darauf verzichtet hat, aus sich selbst etwas zu machen – sei es einen Heiligen oder einen bekehrten Sünder oder einen Kirchenmann (eine so genannte priesterliche Gestalt!), einen Gerechten oder einen Ungerechten, einen Kranken oder einen Gesunden – und dies nenne ich Diesseitigkeit, nämlich in der Fülle der Aufgaben, Fragen, Erfolge und Misserfolge, Erfahrungen und Ratlosigkeiten leben, – dann wirft man sich Gott ganz in die Arme« (S. 194 f.).

Dinge wagen

So geht es mir darum, den Versuch zu wagen, mich der Fülle der Aufgaben, zu denen Erfolge und Misserfolge gehören, Ratlosigkeiten und Verluste, auch Ängste, wenigstens annähernd zu stellen. Seit Monaten scheinen viele zu meinen, das Wichtigste sei, den Tod »zu bekämpfen« und zu besiegen. Dass es keinen Sieg über den Tod geben kann, scheint aus dem Bewusstsein der allermeisten Menschen in unserer Kultur verdrängt. Es geht mir um verschiedene Facetten, die vielleicht mit dem Spannungsbogen Todesangst versus Sehnsucht nach dem Tod und Freundschaft mit ihm umschrieben werden können. Es geht mir aber auch um eine Reihe anderer Aspekte, nicht zuletzt, wie sehr Tod und Leben miteinander verwoben sind, und was es bedeuten kann, das Leben vom Tod aus zu denken und zu erfühlen – was in unserer heutigen Kultur eher absurd klingen mag. In früheren Jahrhunderten war das erheblich weiter verbreitet. Daran erinnern uns bis heute z. B. Kirchenuhren.

Eine Auseinandersetzung mit unseren Ängsten und der Notwendigkeit, unsere Sterblichkeit zu akzeptieren, scheint eher selten vorzukommen; insbesondere Menschen mit Einfluss, wie z. B. die stets sich zu Wort meldenden Politiker, scheinen wenig Interesse daran zu haben, unser aller Sterblichkeit als Gegebenheit zu akzeptieren. Wir starren auf Zahlen, sind froh, wenn es weniger Erkrankungen gibt und scheinen kollektiv davon auszugehen, dass das Virus bald beherrschbar sein wird – und, so absurd es klingen mag, der Tod sowieso.

Die Erkrankung mit Covid-19 kann einerseits so verlaufen, dass die Betroffenen kaum etwas davon bemerken, andererseits kann es zu schweren Verläufen kommen, die auch mit dem Tod enden können. Und wir wissen so wenig über diese Erkrankung, dass sich bisher noch nicht sicher bestimmen lässt, wer aufgrund dieser Erkrankung sterben muss. Man weiß, dass alte Menschen besonders davon bedroht sind, aber inzwischen gibt es auch genügend Hinweise darauf, dass jüngere Menschen schwer erkranken und auch daran sterben können. Allein diese Unsicherheiten können schon ängstigen.

Müssen wir uns also vor Corona und dem Tod fürchten? Seit geraumer Zeit beschäftigt mich das Thema auch deshalb intensiv, weil ich mit 78 Jahren in einem Alter bin, wo mir das an der Zeit zu sein scheint. Ich wünsche mir, dass allen, die diese Zeilen lesen, klar ist, dass es weder ein Muss zur Furcht noch ein Muss zum Nichtfürchten gibt. Aufgrund meines Suchens komme ich zu dem Schluss, dass es sich lohnt, mit einer Haltung des Nichtwissens, wie sie in östlichen Traditionen gepflegt wird, an das Thema heranzugehen und individuelle Antworten für möglich zu halten, die nicht alle einen Beweis liefern, dass diejenigen, die sich nicht fürchten, nur abwehren und dass die, die sich fürchten, krank sind.

Um es mit Irvin Yalom (2008) auszudrücken: »Dem Tod ins Gesicht schauen, (unter Anleitung), bändigt nicht nur die Angst, sondern macht das Leben ergreifender, kostbarer, vitaler. Eine solche Herangehensweise an den Tod führt zu einer Anleitung für das Leben.« (ebd., o. S.) Trotz meiner Hochachtung vor dem großen Kollegen möchte ich anmerken, dass wir genau genommen unserem eigenen Tod nicht ins Gesicht schauen können. Wir können ihn anschauen, wenn er andere abholt, aber wenn er uns abholt? So würde ich lieber sagen: Der Tatsache unserer Sterblichkeit und Vergänglichkeit wäre ins Gesicht zu schauen.

Für mich noch genauer hat Platon es Sokrates in den Mund gelegt: »Denn niemand weiß, ob nicht der Tod für den Menschen die größte aller Wohltaten ist, und doch fürchten ihn die Leute, als ob sie genau wüßten, daß er das größte aller Übel ist.« (Platon, 399 v. Chr./1986, S. 46 f.)

Das eben ist die Herausforderung, niemand kennt den Tod als eigene Erfahrung! Erst kürzlich schrieb Giovanni Maio (2020) unter der Überschrift: »Was heißt es, zu sterben?« folgende sehr einfühlsame und bedenkenswerte Zeilen:

> »Wenn ein Leben zu Ende geht, ist medizinisch nichts so wichtig wie eine Haltung der Sorge, die auf die Not des sterbenden Menschen zu antworten versteht.« (ebd., o. S.) Und später betont er, dass es um den ganzen Menschen gehen sollte in seiner »leiblichen, geistigen und sozialen Vulnerabilität«, und er kritisiert die »Durchökonomisierung« als »unverantwortlich« (ebd.). Ich wünsche mir, dass alle, die den Artikel lesen, sich zu Herzen nähmen, dass »eine humane Gesellschaft dem sterbenden Menschen schuldig ist, an seiner Seite zu sein« (ebd., o. S.).

Vermutlich würde vielen Menschen das eher gelingen, wenn wir wieder kollektiv, wie in früheren Jahrhunderten, eine Kultur des Sterbens pflegen würden. Würden wir uns weniger fürchten, wenn wir sicher wüssten, dass wir nicht allein und verlassen sterben müssen? Ich bin davon überzeugt. Und was bedeutet es dann, wenn Angehörigen der Zutritt in Altersheime verweigert wird? Und daher viele alte Menschen einsam und verlassen von den ihnen nahen Menschen sterben mussten?

Ich will hier kurz beschreiben, was mir geholfen hat, und die LeserInnen einladen, ähnliche Schritte in Betracht zu ziehen: Ähnlich wie Yalom (2008, 1980/2015) es beschreibt, verbarg sich bei mir, als ich jung war, Todesangst teilweise hinter verschiedenen Ängsten und anderen Symptomen. Über Jahre vor meiner Lehranalyse hatte ich intensiv mit Todesangst zu tun, sodass ich auch Angst vor dem Einschlafen hatte. In der Analyse wurde das Thema weder von mir noch von meiner Lehranalytikerin explizit thematisiert. Yalom hingegen fordert TherapeutInnen explizit auf, das Thema Todesangst ins Gespräch zu bringen. Meine Symptome verschwanden, obwohl nicht darüber gesprochen wurde, im Lauf der Analyse – vielleicht, weil die Verfügbarkeit und Freundlichkeit der Analytikerin hilfreich waren.

Wir sollten bedenken, dass es sein kann, dass Themen sich viel später erneut zeigen und erst dann die Zeit gekommen ist, sich ihnen zu widmen. In meinem Fall war es so, dass die Themen in einer späteren Lebenskrise wieder auftauchten, und erst zu diesem Zeitpunkt konnte ich sie dann in Verbindung bringen mit sehr frühen lebensbedrohlichen Erfahrungen in der Zeit des Zweiten Weltkriegs und der Nachkriegszeit. Das Durcharbeiten dieser Erfahrungen hat mir geholfen, sodass ich mich seither seelisch gesund fühle.

Daher ist meine Hypothese, dass das Alleinsein allerfrüheste, nie verwundene Ängste reaktivieren kann. Und ich wünsche mir, dass wir sowohl am Anfang des Lebens als auch am Ende des Lebens liebevoll begleitet werden und dass sich daraus eine eigentlich uralte, neu zu entdeckende Kultur entwickelt, die nicht jederzeit aufgegeben werden sollte, sondern als humanitäre Verpflichtung eines Gemeinwesens begriffen wird. Daraus schließe ich, dass behutsame Annäherungen und Angebote in Psychotherapien wie auch Unterstützung einer gewissen Selbstsicherheit geboten sein können, um Menschen zu helfen, sich dem Thema der Sterblichkeit nähern zu können. Wir sollten auch ertragen lernen, dass Dinge, die wir für wesentlich halten, immer den richtigen Moment brauchen, um bearbeitet zu werden. Das ist nicht immer der Moment, wo ein Thema erstmals auftaucht.

Die Hypothese, dass Todesangst mit traumatischen Erfahrungen z. B. in der Kindheit in Verbindung gebracht werden kann, die ja oft Todesnähe bedeuten, scheint mir plausibel. In mir entwickelte sich infolge der Überwindung der Baby- und Kleinkind-Ängste auch eine wachsende Freude am Leben. Freude wird ja immer wieder hervorgehoben als etwas, was uns durchs Leben tragen und Todesangst zumindest mildern kann.

Wichtig war für mich die Entdeckung, dass Erkenntnis der Dinge nicht immer genügt, sondern dass innere Vorstellungen und Konzepte, aus denen Probleme entstehen können, auch durch bewusstes Üben, z. B. mittels meditativer Praktiken, sich verändern können. Nach meinem heutigen Wissen: dass wir daran arbeiten, sie zu verändern, mit welchen Möglichkeiten und Techniken auch immer.

Das bewusste Wahrnehmen des Stirb und Werde in der Natur hat für mich eine beruhigend positive Seite: Es kann immer wieder Neues entstehen aus dem, was vergeht. Im asiatischen Kulturkreis ist das Bewusstsein ständigen Wandels wichtiger als in unserem. François Cheng, ein chinesisch-französischer Philosoph sagt: Man kommt an die Quelle des Lebens, wenn man an den Tod denkt. Aus dem Bewusstsein des Todes erwächst für ihn gerade die Idee von der Sakralität des Lebens. Ich lese Chengs (z. B. 2015, 2017) Texte sehr gerne und nutze sie auch als Anregungen zur Meditation.[24]

Früher dachte und empfand ich eher, Vergänglichkeit sei ein schwieriges, schmerzhaftes Thema, denn Vergänglichkeit hat gewiss auch mit Endgültigkeit und Tod zu tun, und ich gehe davon aus, dass es »Luise« nach meinem Tod nicht mehr gibt. Trotz dieser Einsicht gibt es die Möglichkeit von Sichtweisen, die tröstlich sein können. Und, wie erwähnt, solange wir am Leben sind, bedeutet Vergänglichkeit ja immer auch die Möglichkeit von Neuem.

Je länger mein Leben dauert, desto mehr erlebe ich intensiv den Schmerz von Verlusten und des Nicht-festhalten-Könnens, von Flüchtigkeit, und doch immer auch die Freude am Aufbruch zu neuen Ufern insbesondere im geistigen Bereich. Schmerzhafte Vergänglichkeit hat Kontrapunkte! Aufbruch zu neuen Ufern ist *ein* Aspekt, Dankbarkeit, Freude, kleine und große Veränderungen sind andere Aspekte; dies alles und noch mehr gehört für mich zum Erfahren von Vergänglichkeit. Bilder vermitteln mir, dass es nicht um ein Ich geht, das fortlebt.

Lao-tses Satz »Das einzig Unveränderliche ist die Veränderung« ist für mich ein Lebensmotto geworden. Die Akzeptanz von Vergänglichkeit und Veränderung scheint mir eine gute Vorbereitung

24 Z. B. Cheng, F. Fünf Meditationen über den Tod und über das Leben (2015) und auch: Fünf Meditationen über die Schönheit (2017), beide bei C. H. Beck.

auf den Tod. Es ist für mich die Musik, die mir am deutlichsten ständiges Vergehen vermittelt. Ein Ton erklingt und vergeht.

Einladung zur Reflexion
Welche Erfahrungen laden Sie ein, sich mit unserer Sterblichkeit zu befassen? Wie geht es Ihnen mit diesen Erfahrungen?

Die vielleicht wichtigste Übung für mich, die ich seit Jahrzehnten praktiziere, ist die folgende:

Wenn wir uns auf unseren Atem konzentrieren, können wir Vergänglichkeit leiblich erfahren: Wir atmen ein, das geht vorbei, wir atmen aus, auch das geht vorbei. Ich mache mir oft klar, das könnte der letzte Atemzug sein. Ich kann jedoch genau dadurch meine Lebendigkeit erfahren und mich daran erfreuen.

Rilke (1923/o.J.) meinte in einem seiner späten Briefe:

> »Voreingenommen, wie wir es gegen den Tod sind, kommen wir nicht dazu, ihn aus seinen Entstellungen zu lösen … glauben Sie nur …, dass er ein *Freund* ist, unser tiefster, vielleicht der einzige durch unser Verhalten und Schwanken niemals, niemals beirrbare Freund.« (ebd.; Hervorhebung i. O.)

Manche werden sagen, das sei Abwehr. Ich bin mir da nicht so sicher. Woher nehmen wir die Gewissheit, dass ein gelassener Umgang mit dem Tod nur aus Abwehr besteht? Rilke geht es vor allem in seinen späten Werken oft um ein Rühmen des Lebens *und* des Todes; und es geht ihm um ein Rühmen im Angesicht von Schmerz, Leid und Absurdität des menschlichen Lebens. Und nie um eine verharmlosende Betrachtung der Wirklichkeit. Vielleicht genau deshalb kann Rilke den Tod sogar als Freund beschreiben. Was natürlich nicht ausschließt, dass Furcht da sein kann, aber nicht andauernd. Sie kann sich abwechseln mit Akzeptanz, Gelassenheit und, wie Yalom meint, mit einer größeren Liebe zum Leben als Ganzem.

Rilke (1910/1966) beschreibt, dass der Tod schon immer in uns lebt (S. 715), was eine bedenkenswerte Metapher ist und zudem biologischen Tatsachen entspricht. Das mag manchen Menschen Angst machen, manche mögen es als zu akzeptierende Tatsache annehmen und für manche mag es sogar eine Hoffnung sein. Ich bin davon überzeugt, dass jede Art von Übung im Umgang mit Vergänglichkeit auf den Tod vorbereiten kann. Solche Übungen müssen nicht religiös sein, denn wir können das »Wachsen zum Tode hin«, zum endgültigen Abschiednehmen, auf vielerlei Art üben. Todesangst kann sehr häufig Angst vor dem Leben sein, und nach Gestaltungsräumen zu suchen, kann angstmindernd sein.

Mir hilft zur Annäherung an die letzten Fragen eine Übung, die »Der Tod als Ratgeber« genannt wird, sie gehört zu meinen Lieblingsübungen:

Man fragt sich, wenn ich noch so und so lange zu leben hätte – die Zeitspanne kann beliebig festgelegt werden und man kann sich immer kürzeren Zeiträumen annähern, wie man das möchte – was und wer wäre mir dann noch wichtig? Das heißt, man setzt sich auch unabhängig von der Vorstellung von schwerer Krankheit mit der Endlichkeit des Lebens auseinander.
Ich lade die LeserInnen ein, für eine Weile hinzuspüren: Wenn Sie noch einen Tag oder gar nur eine Stunde zu leben hätten, wer und was wäre Ihnen dann noch wichtig?

Befürchtungen und Hoffnungen

Dass wir etwas nicht kennen, löst Befürchtungen aus. Und wenn dann – z. B. in religiöser Deutung – noch Tod als Strafe verstanden wird oder als Zeitpunkt des Gerichts über uns drohend schwebt, dann trägt auch dies zur Furcht bei. Vielleicht weil der Tod trotz allem eines der unlösbaren Rätsel bleibt. Und das können wir heute möglicherweise noch schlechter aushalten als frühere Generationen.

Der Gedanke an Transzendenz, also daran, dass es nach dem Tod weitergeht, wird von den meisten Psychologen in der Nachfolge Freuds abgelehnt. Dieses Kämpfen gegen transzendente Vorstellungen könnte man jedoch psychologisch auch als Vermeidung deuten.

Man will »dazugehören« zu den exakten Wissenschaften. Für manche ist es offensichtlich unerträglich, dass man nicht alles naturwissenschaftlich erklären oder exakt fassen kann. Transzendenz kann aber eben auch in einem Sinn verstanden werden, wie z.B. Rilke (1910/1966) das tut, aber auch Yalom (2008), der sagt, man könne die Todesangst einhegen, indem man Beziehungen aufbaut, Freundschaften pflegt, sich also um existentielle Fragen ans Leben kümmert.

Die Bindungsforschung sagt uns seit geraumer Zeit, aber präzise doch erst lange nach Freud, wie wichtig lebenslange tragfähige Bindungen sind. Wenn man sich geborgen fühlt in der Verbundenheit mit anderen Menschen, hilft das gegen Todesangst. Solange man atmet, muss man sich nicht gänzlich verlassen fühlen.

Dies ist eine Individuum-zentrierte Sicht, die wichtig ist; eine weitere Möglichkeit ist ein kritischer Blick auf unsere Kultur, wie ihn z.B. der amerikanische Psychoanalytiker und Buddhist Jeremy Safran (2003) wagt: Er vertritt die These, dass die Menschen im 21. Jahrhundert an die Wissenschaft zu glauben scheinen, wie sie es einst mit der Religion taten. Das existentielle Vakuum, das durch den Tod Gottes entstanden sei, werde immer deutlicher (S. 2).

Erich Fromm konnte bereits 1960 sagen, dass der westliche Mensch dem Rationalismus bis zu einem Punkt gefolgt sei, wo der Rationalismus zur äußersten Irrationalität werde (S. 103). *Der Mensch habe kein Ziel außer dem Wunsch, der Unsicherheit und Einsamkeit zu entrinnen*, fährt Fromm (ebd.) fort. Safran (2003) spricht von der »postreligiösen, postmodernen Person, mit »einem Hunger nach Religion, aber keinem Magen für religiösen Glauben« (S. 2; Übersetzung L. R.).

Einladung zur Selbstreflexion

Fühlen Sie sich einsam? Können Sie Einsamkeit akzeptieren? Was könnten Sie dagegen tun? Hilft es Ihnen, Verbindungen zu pflegen? Tun Sie das Ihrer Meinung nach genügend? Was könnte Ihnen helfen, das zu verändern?

Die Psychoanalytikerin Paula Heimann (1933/2005), der wir viele wichtige Erkenntnisse zur Gegenübertragung verdanken, meinte:

> »Hört die Seele je auf Mysterium zu sein? Sind nicht alle unsere Termini und Strukturbegriffe im Grunde nichts anderes als schüchterne Orientierungsmerkmale für uns, aber nicht mehr, und gewiss nicht die Seele selbst? Wenn wir auf dem Ozean einer bestimmten markierten Schiffsroute fahren, so bringt uns diese wohl an ein Ziel – aber wenn wir nur dieses Stück des Ozeans sehen, kennen wir ihn dann auch ganz?« (S. 12)

Es ginge also wohl eher darum, die Begrenztheit unseres Wissens zu akzeptieren. Und das ist nicht leicht. Und dass wir auf einer tieferen Ebene mehr wissen, als wir bewusst zu wissen glauben.

Ich komme auf Yalom zurück und ergänze, indem ich sage: Auch Musik ist wichtig und kann helfen gegen Todesangst. Warum? Musik kann eine Kraftquelle sein, die das Herz berührt, uns öffnet und mit anderen Dimensionen, mit etwas Größerem, verbindet. Die Verbindung von Schönheit und Vergänglichkeit ist hier besonders spürbar. Die Dramatik des Lebens ist gegenwärtig: Wenn man einen Ton anschlägt, beginnt zugleich sein Vergehen. Da erklingt und verklingt etwas, fast zur gleichen Zeit. Da ist etwas und verschwindet. Es kommt ein neuer Ton, und irgendwann ist das Stück zu Ende und klingt nur noch nach.

Wenn ich z. B. Bachkantaten höre, bin ich fasziniert, wie dieser Komponist die theologischen Texte in Musik umsetzt, wie es ihm gelingt, Freude und Trauer so zu verbinden, dass seine Musik Trost und Zuversicht, ja zustimmende Dankbarkeit vermittelt. Da kann ich spüren, dass es noch Größeres gibt, als Worte sagen können. Diese Erfahrung kann sich auf unterschiedliche Weise zeigen. Es lohnt sich, mit PatientInnen nach ähnlichen Erfahrungen zu forschen oder sie dazu zu ermutigen.

Die Fähigkeit zu gehen hat offensichtlich mit Vertrauen und der Hoffnung zu tun, in einem Größeren geborgen zu sein. Bei Franz von Assisi verweist ja noch der Tod, wie alles andere im »Sonnengesang« (vgl. franziskaner.net/der-sonnengesang), nämlich die Natur, der Kosmos, auf den größeren Zusammenhang in Gott. Oder vielleicht weltlicher ausgedrückt, auf etwas, was größer ist als wir.

»Die Einschläge kommen näher« … Eine kriegerische Metapher! Auch in der westlichen Medizin gibt es ja diese aggressiv-militante Sprache, wenn man etwa nach einer gelungenen Operation sagt: »Die Ärzte haben den Kampf gewonnen.«

Da halte ich das Grimm'sche Märchen vom »Gevatter Tod« für einen weisen Ratgeber: Der Tod ist Pate des jungen Menschen, der später Arzt wird. Er gibt ihm Heilmittel, die er nur verwenden darf, wenn der Tod »zu Häupten« (o. S.) der Kranken steht. Wenn er zu deren Füßen steht, darf der Arzt nichts mehr machen. Als er den Tod austrickst, indem er das Bett umdreht, ist sein eigenes Ende gekommen. Es wäre auch heute vielleicht ratsam, nicht zu vergessen, dass wir gegenüber dem Tod demütig sein sollten.

Es gibt auch andere Traditionslinien: Der Tod als Freund – etwa bei Matthias Claudius. Oder, wie schon erwähnt, im Sonnengesang des Franziskus: »Gelobt seist du, Herr, durch meine Schwester, den leiblichen Tod« oder Rilkes Metaphern. Für mich gilt dazu ergänzend, dass *jetzt* der Augenblick ist, den ich so gut wie möglich (er-)leben möchte und in dem ich so liebevoll wie möglich mit mir und der Welt umgehen will.

Yalom empfiehlt vor allem das Dankbarsein für das Leben als einen Schlüssel! Es gibt vieles, was einfach nur gegeben, also ein Geschenk ist. In einem weiteren Sinn unser Leben zu leben, uns zu freuen – und das Geschenk zurückzugeben. Hingabe ist ein anderer Schlüssel. Verbundensein und auch mit etwas Größerem zu leben. Dankbarkeit und Hingabe – wer das erfahren kann, dem fällt es möglicherweise auch leichter, zu gehen.

Annäherungen aus östlichen Philosophien

So wie Bach mich begleitet, sind auch taoistische Gedanken seit langem wichtige Begleiter. Ein moderner Vertreter des Taoismus ist François Cheng (2013/2015), geboren 1929, französischer Philosoph und Mitglied der Académie Française, der mit 19 Jahren aus China nach Frankreich kam; er kann fragen, ob der Tod eine Tragödie oder gar ein Skandal ist oder schmerzvoller Abschied im Wandel, dem Gedankengut des Taoismus folgend.[25]

Nicht furchterregend, sondern schmerzhaft, für mich ist das ein erheblicher Unterschied.

Mich spricht an Chengs (ebd.) Gedankengängen an, dass er Gegensätze insbesondere in ihrer Rückbezüglichkeit betrachtet. Das ist im westlichen Denken nicht die Regel, doch wenn ich das schreibe, erinnere ich mich an die letzten Verse in Baudelaires »Fleurs du mal« (1861/2000), die ich als junges Mädchen kennenlernte. dort heißt es: »O Tod, alter Kapitän, Zeit zum Anker lichten! … / Ob Himmel oder Hölle, tief in den Abgrund tauchen, / Tief in das Unbekannte, Neues dort zu finden« (S. 141 f.).

Anfängergeist, der vielleicht leichter fällt, wenn man jung ist? Ein Ringen darum ein ganzes Leben lang. Oder wie Chengs wichtige Botschaft, das Zeichen sheng-sheng-bu-xi: Das Leben erzeugt das Leben, ohne Ende.

Im klassischen fernöstlichen Denken wird alles immer aufeinander bezogen und interaktiv betrachtet. Cheng vermittelt, dass wir die Vergänglichkeit alles Existierenden, den Wandel, dem alles Seiende unterworfen ist, akzeptieren sollten, und dass wir die Schönheit in allem Vergänglichen erkennen können, um zu verstehen, was das Leben ist, und die Angst vor dem Tod überwinden können. Ich möchte sagen: mildern können. Cheng ist auch ein profunder Kenner der Arbeiten von Rilke, der sich ein Leben lang mit dem Tod auseinandersetzte. Rilke (1923/o. J.) schrieb am Dreikönigstag 1923, als er mit erheblichen gesundheitlichen Problemen zu kämpfen hatte: »Wie der Mond, so hat gewiss das Leben eine uns dauernd abgewendete Seite, die nicht sein Gegenteil ist, sondern seine Ergänzung zur Vollkommenheit, zur Vollzähligkeit, zu der wirklichen heilen und vollen Sphäre und Kugel des Seins.« (o. S.)

Das entspricht den taoistischen Sichtweisen. Und weiter: »Nur weil wir den Tod ausschließen in einer plötzlichen Besinnung, ist er mehr und mehr zum Fremden geworden, und da wir ihn im Fremden hielten, ein Feindliches.« (ebd.)

---

25 Cheng, F. (2015). Fünf Meditationen über den Tod und über das Leben: C. H. Beck.

Ich glaube Gemeinsames bei Baudelaire, Rilke und Cheng zu erkennen, verwandte Sichtweisen.

Abschiedlich leben und was wir daraus lernen können

In diesem Kontext erscheint es mir hilfreich, ein wenig über »abschiedlich leben« nachzudenken: Denn wenn wir uns auf unseren Atem konzentrieren, können wir ja Vergänglichkeit leiblich erfahren und jederzeit bewusst machen: Wir atmen ein, das geht vorbei, wir atmen aus, auch das geht vorbei.

Dieses Wissen und diese Erfahrung teilen wir mit unendlich vielen Menschen seit Jahrtausenden, schon allein dadurch sind wir miteinander verbunden.

Der Tod als Ergänzung zur Vollkommenheit, zur Ganzheit. Haben wir gelernt, die Dinge so zu sehen? Leben und Tod als Ganzheit? Dieses so zu denken, entspricht taoistischen Sichtweisen. »Der Tod als Ja vor der Ewigkeit.« Können wir damit etwas anfangen? Ich weiß nicht, was sein wird, wenn mich der Tod holen wird. Derzeit empfinde ich die Idee des »Ja vor der Ewigkeit« als befreiend. *Es geht mir hier um das Thema Akzeptanz, insbesondere der eigenen Nöte, der Ängste im Umgang mit allem, dem wir nicht ausweichen können.*

Das ist unser Schwachsein – und Schwachwerden: Krankheit, Sterben müssen. Auch Einsamkeit, Sehnsucht nach Erlösung, vielleicht auch im Sinne spirituellen Suchens.

Ich bin überzeugt, dass es viele individuelle Arten des Umgangs mit dem Thema Tod und Krankheit gibt, genau genommen kann es immer nur um persönliche Sichtweisen gehen, denn jede/r von uns wird den letzten Weg allein gehen. Ich scheue mich nicht mehr zu sagen, dass ich annehme, von »guten Mächten« begleitet zu werden. Und betone, dass dieser Gedanke nicht für alle gelten muss. Wir haben Optionen.

Worüber wir etwas wissen können, ist das Sterben, und darüber gibt es in unserer Kultur viele ängstigende Erfahrungen.

Heinz Kohut (1973) ging davon aus, dass, wenn das Wissen über die eigene Vergänglichkeit stärker wird und emotional in den Vordergrund rückt, sich »Einfühlung, Kreativität, Humor und Weisheit«

(S. 154) entwickeln können sowie ein Gefühl der Geborgenheit in dem Wissen, selbst Teil eines größeren Ganzen zu sein (vgl. ebd.). Mit dieser kosmischen Erweiterung des eigenen Selbst könne es möglich sein, auch die Endlichkeit der eigenen Existenz innerlich zu bejahen. Kohuts Gedanken empfinde ich als besonders ermutigend: Sich mit unserer Vergänglichkeit bewusst befassen, kann – könnte? – uns helfen, uns als Teil eines größeren Ganzen zu begreifen. Etwas, das uns in den letzten Jahrzehnten mehr und mehr abhandengekommen scheint. Kosmische Erweiterung des eigenen Selbst ist natürlich auch im ostasiatischen Denken weit verbreitet.

Wir wissen nicht, was tot sein für uns selbst genau bedeutet. Es ist mir wichtig anzuerkennen, dass wir davor Angst haben können, vielleicht sogar Panik. Jedoch sind wir beidem, Angst und Panik, nicht gänzlich hilflos ausgeliefert. Wir können, wenn wir wollen, lernen, diese Gefühle zu umarmen … Aber wie den Tod umarmen? Es scheint ja auch Menschen zu geben, die Unfälle bewusst herbeiführen, um das Sterben filmen zu können. Aus meiner Sicht eine massive Abwehr von Todesangst, indem man sich selbst suggeriert, man sei dabei, habe alles unter Kontrolle.[26]

Wir wissen genau genommen nur von den Erfahrungen durch den Tod naher Menschen, was aber eine Verlusterfahrung ist und keine Todeserfahrung. So projizieren wir Erfahrungen des Sterbens auf den Tod, von dem wir nichts Genaues wissen. Menschen in unserer Kultur, die von Sterben und Tod nichts wissen wollen, sind vielleicht auch deshalb voller Todesangst und fürchten die Herausforderung durch Corona deshalb sehr. Vielleicht wird über Corona deshalb so viel geschrieben, diskutiert, um uns zu beruhigen, dass es ja doch Wissen und Lösungen gibt. So illusionär das manchmal zu sein scheint.

»Irgendetwas Neues«, das ist der Tod für uns alle, denn wir kennen ihn nicht. Und Corona eben auch nicht, hier könnte es Verbindungen geben. Niemand kann mit Gewissheit sagen, was es bedeutet, tot zu sein. Die Akzeptanz des Nichtwissenkönnens verunsichert moderne

---

26 Vgl. die Folge »Crash Extreme« der Serie »Der Kriminalist« vom 21. 11. 2020, wo ein solches Szenario durchgespielt wurde.

Menschen zutiefst und das lässt sich in Corona-Zeiten sehr gut beobachten. Es könnte aber auch Frieden bringen und helfen, das Geheimnis anzunehmen; daher können Meditationsübungen zum Nichtwissen unterstützend sein:

Einladung zur Reflexion
Wir können uns klar machen, dass wir nicht einmal wissen, was wir als Nächstes denken werden oder was auch immer im nächsten Moment geschieht.

Wie gerne möchten wir in der Illusion leben, alles kontrollieren zu können. Nichtwissen zu akzeptieren kann eine Übung sein, Todesangst zu verringern. Gerade in Pandemie-Zeiten kann dies eine große Hilfe sein, um der Todesbedrohung einen Teil ihres Schreckens zu nehmen. Einer der Pioniere der Todesforschung, Herman Feifel (1959) sagte, *»in gaining an awareness of death, we sharpen and intensify our awareness of life«* (S. 123).

In manchen Geschichten ist davon die Rede, dass wir einen Fluss überqueren, wenn wir sterben. Und so halte ich es für wichtig, dass uns die andere Seite des Flusses nicht gänzlich fremd erscheint, auch wenn wir nicht dort gewesen sein können. Es könnte die Reise über den Fluss erleichtern. Und doch sollte immer klar sein: Keiner, der darüber spricht, war jemals dort, hat die Reise jemals bis zum Ende gemacht. Wir sind jedoch frei, über das zu sprechen, was wir am anderen Ufer erwarten und wie wir uns dabei fühlen.

Giovanni Maio (2017), der Medizinethiker, spricht von einem »hörenden Weltbezug«, der in der Sterbebegleitung wichtig ist. Und in der Vorbereitung auf den eigenen Tod kann ein Sich-selbst-Zuhören, nach innen zu lauschen, könnte man vielleicht auch sagen, sinnvoll sein. Und es kann auch Trauer aufkommen, die nach und nach zur Akzeptanz führen kann.

Sich erlauben zu können, dass wir verbunden sind, halte ich für eine der größten Kraftquellen, die uns gerade in herausfordernden Zeiten zur Verfügung stehen. Vielleicht ergibt sich dadurch die Freiheit, einander beizustehen, einander zu trösten. Denn derzeit empfinden wir eines als besonders wichtig: mitmenschliche Nähe – die auch in der Kunst des Verweilenkönnens besteht. Dieses Verweilenkönnen ist immer möglich, selbst wenn uns direkte körperliche Nähe versagt sein sollte. Der Philosoph Byung Chul Han, aus einer anderen Kultur stammend, empfiehlt uns das Verweilen, nicht zuletzt, um gut sterben zu können.

Han (2009) erzählt von einem alten chinesischen Brauch, Zeit mit Düften zu messen, der mir spontan gefiel und einleuchtete. Er schreibt: »Erst im kontemplativen Ver-weilen, ja in einer asketischen Zurückhaltung enthüllen die Dinge ihre Schönheit, ihre duftende Essenz.« (S. 52) Und dadurch können wir an den Punkt des Loslassens und auch des Verweilens beim Anderen und uns selbst kommen. Die vita contemplativa kann uns vor allem in Zeiten des Lockdowns näher sein, und ich wünsche mir, dass wir sie nicht wieder gänzlich verlieren.

Es mag hilfreich für uns sein, wenn wir in der Begleitung von Menschen mit großer Angst innerlich Modelle zur Verfügung haben, wie es auch gehen könnte.

Mir hilft solches Wissen, um immer auch mit einem Ressourcenohr zuzuhören; ohne verängstigte Patienten damit zu bedrängen, denn es ist wichtig, ihnen den Raum zu geben, über ihre Ängste zu sprechen. Nur so können wir sie genauer betrachten und zu verstehen lernen.

Wie bereits erwähnt ist es mir besonders wichtig zu fragen, wie alt sich jemand fühlt, wenn Angst auftaucht. Denn oft zeigen sich gerade hier jüngere, meist kindliche Anteile von uns und brauchen Beruhigung – wenn möglich durch das erwachsene Ich, nicht in erster Linie von uns TherapeutInnen. Aber wir stehen den »erwachsenen Ichs« bei, so gut und so liebevoll wir können. Und wenn das erwachsene Ich es nicht vermag, seine jüngeren Ichs zu trösten, dann sollten wir es tun!

Die Betrachtung des Kreislaufs des Wandels ist die zentrale Methode der Taoisten. Ich fühle mich durch taoistische Gedanken seit Jahrzehnten gut begleitet und empfehle Lao-tses »Tao Te Ching« (Lao-tse, 4. Jh. v. Chr./2014) als unterstützende Lektüre.

Auch Irvin Yalom (1980/2015, S. 125) beschreibt die Trennungs- und Verlustangst als früheste Angst in der Beziehung zur Mutter. Sie sei der Todesangst gleichzusetzen. Babys allein und schreien zu lassen, wurde ja bis vor gar nicht so langer Zeit in der Erziehung praktiziert, ja, mit Nachdruck empfohlen. Sie seien kleine Tyrannen, und das müsse man ihnen so früh wie möglich abgewöhnen (vgl. Haarer, 1934, S. 173). Erziehungsratgeber haben das noch bis in die 80er-Jahre des 20. Jahrhunderts empfohlen. Und damit Angst vor allem Ungewissen, wie es der Tod nun einmal ist, vorbereitet, ja geprägt. Später kann es sein, dass so aufgewachsene Menschen Alleinsein nur sehr schlecht, wenn überhaupt, ertragen können. Das mangelnde Urvertrauen trägt zur Furcht vor dem Tod bei, kann andererseits aber gemildert werden, wenn Sterbende liebevoll begleitet werden.

Und wenn wir therapeutisch arbeiten, scheint es mir extrem wichtig, dass diese frühen Ängste angeschaut, erfühlt und erarbeitet werden, indem die jüngeren Ichs liebevoll versorgt werden.

Viele wollen oder können sich nicht vorstellen, dass sie eingebettet sind in etwas viel Größeres. Obwohl man das auch ganz irdisch sehen kann: Wir sind immer auf anderes und andere angewiesen. Die Haltung des Sich-Anheimstellens könnte so auch eine Einübung in den Tod sein: in das Vertrauen, dass es etwas Umfassenderes gibt als unsere biologische, physikalische Beschaffenheit. Die Angst vor dem Ichverlust ist in einer Zeit der Individualisierung und der betonten »Singularität« zwar größer als früher, aber sie ließe sich mildern. (Siehe die Verbundenheitsübungen am Schluss des Buches.)

Die kindlichen unversorgten und verletzten Ichs wissen nichts von all den Konzepten der Erwachsenen, die ich hier dargestellt habe, verstehen nichts vom Tao, das die Erwachsene in Betracht zieht. Sie wollen sich einfach nur geborgen fühlen können und geliebt werden.

Manchmal kommen Menschen in Not zu mir, die meinen, dass bestimmte Übungen aus spirituellen Traditionen, die sie jetzt als Erwachsene pflegen, auch für ihre jüngeren Ichs hilfreich wären. Ich habe eigentlich noch nie erlebt, dass dies der Fall war.

Was brauchen kleine Kinder, um sich zu beruhigen? Gehalten werden, getröstet werden, akzeptiert werden mit ihrem Schmerz. Daher lade ich meine PatientInnen ein, sich ihr kindliches Ich vorzustellen und in der Vorstellung liebevoll zu halten und zu beruhigen.

Mir helfen meine Kindergebete, die ich dann auch spreche, obwohl die Erwachsene damit nicht mehr viel anfangen kann. Aber es kommen genau die Bilder, die ich hier nenne: Gehalten werden, getröstet werden, z. B. von Maria, der »Mutter Gottes«. Es kann sich also lohnen, PatientInnen danach zu fragen: »Was hat Ihnen als Kind geholfen, was hat Sie getröstet?«

Diese Fragen kommen, wie schon erwähnt, aus der Überlegung, *wer* hat eigentlich Angst? Könnten das in erster Linie diese jüngeren Anteile sein, die etwas Bedrohliches Unnennbares spüren? Sicher ist, dass meine kindlichen Ichs nichts von buddhistischen Lehren wissen.

Nach meiner Erfahrung mit mir selbst und meinen Ängsten und der Arbeit mit verängstigten PatientInnen kann sich viel Erleichterung einstellen und zu mehr Klarheit für das erwachsene Ich führen, wenn wir dazu einladen zu schauen, mit welchen jüngeren Anteilen Ängste zusammenhängen.

Wenn das erwachsene Ich mit seinen gut versorgten jüngeren Anteilen dann spüren kann »Ich habe genug«, mag der Tod einen Teil seiner Schrecken verlieren. Ich meine das so wie der biblische Simeon, was bedeutet, »Ich habe genug Liebe bekommen im Leben«, und wie Bach das in seiner gleichnamigen Kantate musikalisch ausgedrückt hat im letzten Teil, wo es heißt: »Ich freue mich auf meinen Tod.« Diese Empfindung, die viel mit Dankbarkeit zu tun hat, begleitet mich heute und mindert meine Ängste erheblich.

Kollektiv scheint es vor allem darum zu gehen, die Ängste möglichst nicht zu spüren, indem so viel wie möglich über den »Kampf« gegen das Virus gesprochen, geforscht und uns versichert wird, dass wir bald »alles« unter Kontrolle haben werden. Also verschwindet das Thema der Todesangst möglichst schnell wieder. Wir hätten auch die Option, sie anzunehmen und sie zu betrachten. Was sagt uns diese Angst über uns und unser Leben? Könnte Corona eine Chance sein, Leben *und* Tod sogar gemeinsam zu betrachten?

Als Psychotherapeutin beschäftigt mich die Frage, warum so viele von uns so wenig Vertrauen ins Leben und seine Vergänglichkeit haben. So mag ich den Predigertext, den Luther mit »Ein Jegliches hat seine Zeit« übersetzt hat, weil er einlädt, sich damit zu befassen.

Der große amerikanische Sänger Pete Seeger hat daraus das Lied »Turn! turn! turn!« gemacht, das vielfach von anderen Sängern aufgegriffen wurde. Das war in den 50er-Jahren. Ich empfehle, es (wieder) zu hören (z. B. youtube.com/watch?v=qURAnrk3ong) und uns damit unsere Vergänglichkeit bewusster zu machen. Die Musik kann angstmindernd wirken; sie lädt ein, Wandel zu erspüren und vielleicht mehr zu akzeptieren. Pete Seeger ist anzumerken, dass er ganz in Einklang mit sich – und seiner Gebrechlichkeit ist –, wenn er das Publikum bittet, es möge singen, weil er es nicht mehr so gut könne. Und es berührt mich zutiefst, dass da eine Würde spürbar ist, die ich uns allen im Umgang mit Vergänglichkeit und Sterblich-Sein wünsche. Ich empfehle vor allem auch noch sein: »We shall overcome« (z. B. youtube.com/watch?v=LVQ6Y8szaBQ). Es gibt eine sehr inspirierende Aufnahme mit ihm, wo er alle zum Mitsingen einlädt und alle singen: »We are not afraid, we shall overcome.« Ich gestehe, mir geht das Herz weit auf, wenn ich ihn höre; und ich fühle mich natürlich auch wieder verbunden mit der Studentin, die ich damals war. Seine zentralen Botschaften:

»We shall overcome some day.
We'll walk hand in hand some day.
We are not alone today.
We shall live in peace some day.
We shall all be free some day.
Oh, deep in my heart I do believe:
Black and white together now some day.«

Ich möchte gerne darauf vertrauen, dass Corona uns einander näherbringt, uns sorgender und fürsorglicher werden lässt.

Es kann ein Segen sein, wenn wir die Corona-Krise als einen Weckruf begreifen könnten, uns mehr um unser inneres Gleichgewicht zu kümmern und uns zum Engagement für all das, wofür sich schon Pete Seeger einsetzte, bereitfinden würden.

Und selbst wenn wir derzeit nicht »Hand in Hand« gehen, so können wir uns doch im Geist zusammentun und uns »Hand in Hand« imaginieren. Pete selbst kündigte das Lied als etwas an, das uns Mut machen kann (ebd.). *Gemeinsam gehen* kann ein Mittel gegen Todesangst und ein Mittel gegen Angst vor Einsamkeit sein.

3.2 Einsamkeit

Ich komme zu Yaloms (1980/2015) *Thema »Isolation«* (S. 409–481). Hier bin ich zu dem Schluss gekommen, dass wir eher von »Einsamkeit« sprechen sollten, was vermutlich auch meist gemeint ist, wenn im Amerikanischen von »Isolation« die Rede ist. Wobei in der deutschen Übersetzung von Yaloms Buch »Isolation« steht. Im Duden wird Isolation als eine mögliche Bedeutung von Einsamkeit genannt, die aber im Deutschen eine m. E. viel schärfere Bedeutung hat. Mir fällt dazu z. B. Isolationsfolter ein, Einsamkeitsfolter würden wir wohl eher nicht sagen. Isolation ist, wenn ich es recht verstehe, eine sehr und immer schmerzhaftere Variante von Einsamkeit. Meine zuletzt beschriebenen Gedanken beim Thema Tod haben das Thema Einsamkeit auch schon beinhaltet und Verbundenheit als Gegengewicht.

Wie man sagen kann, dass Todesangst ein oft verborgenes Thema ist, gilt das m. E. ebenso für Einsamkeit. Wir schämen uns dafür, dass wir einsam sind und können gar nicht mehr erkennen, dass Einsamkeit für die persönliche Entwicklung wertvoll sein kann.

Viele Babys waren früher gnadenlos einsam. Man ließ sie stundenlang allein und war sogar der Meinung, dass dies sinnvoll sei. Es gibt m. W. keine Forschung dazu, wie sich diese frühen und den kindlichen Bedürfnissen zuwiderlaufenden Erfahrungen auf unseren Umgang und unsere Ängste im Umgang mit Einsamkeit auswirken. Ich nehme an, dass diese frühen Erfahrungen beträchtlichen Einfluss auf uns haben können, sodass wir zu Einsamkeits-Vermeidern werden und ihren Wert für die persönliche Entwicklung nicht mehr herausfinden können.

Meine Recherchen zum Thema Einsamkeit empfand ich als wenig zielführend. Warum? Einsamkeit wird fast durchgängig nur negativ betrachtet. Insbesondere von Manfred Spitzer (2018) in seinem Buch zur Einsamkeit. Für ihn ist Einsamkeit so etwas wie eine Krankheit oder eine wichtige Ursache für viele seelische Erkrankungen. M.E. wäre es sinnvoll, die frühen Biographien von Menschen, die massiv unter Einsamkeit litten, genau zu erforschen, und zwar so genau wie möglich die frühesten Jahre, also die Baby- und Kleinkindzeit.

Eine Dissertation mit dem Titel »Einsamkeit im Spiegel der sozialwissenschaftlichen Forschung« von Caroline Bohn (2006) gab mir einige neue Sichtweisen. Ich wurde an einen Satz erinnert, der mich seit sehr langer Zeit begleitet, der Meister Eckhart zugeschrieben wird: »Wer unbetrübt und lauter sein will, der muss eines besitzen: die Einsamkeit des Herzens«.

> »Historisch lässt sich die Spur der Einsamkeit weit zurückverfolgen und steht zunächst für eine Form des religiös begründeten Genusses. Für die Mystik gilt Einsamkeit als unabdingbare und notwendige Voraussetzung, Gott in die eigene Seele einfließen zu lassen. … es geht ausschließlich um die innere Erfahrung einer übernatürlichen Wirklichkeit und die Einsamkeit der Seele«,

schreibt Caroline Bohn (ebd., S. 11) in ihrer Arbeit. Da hat sich vieles gewandelt, auf das ich hier nicht eingehen kann, sodass ich die Lektüre von Bohns Dissertation allen empfehle, die sich tiefer für das Thema interessieren.

Obwohl es in Deutschland zunehmend Einzelhaushalte gibt, die die Betreffenden ja wohl auch immer wieder einsam sein lassen, meint Bohn, Einsamkeit gelte als individuelles *Problem* und werde im aufgeklärten Diskurs der akademischen Disziplinen bestens verdrängt und verleugnet und sei damit ein blinder Fleck. Dieser Sachverhalt beziehe sich allerdings nicht nur auf die Wissenschaft, denn Einsamkeit und Vereinsamung gehörten und gehören offenbar zu den großen Tabuthemen westlicher Konsumgesellschaften, in denen Kontakt- und Lebensfreude demonstrativ zur Schau gestellt werde (ebd., S. 14). Es scheint also ein Tabu zu sein, dazu zu stehen, dass man einsam lebt *und – es ggf. auch will.*

Hierzu eine Aussage von Charlotte Link in einem im November 2020 veröffentlichten Interview: »Sich einsam zu fühlen, das ist heute die ultimative Schmach … wie, du hast keine Freunde? Und du wünschst dir gar keinen Partner.« (o. S.)

Nun verweise ich aus klinischer Sicht noch einmal auf die Vignette weiter oben und führe sie noch etwas weiter aus:

Es geht um den Patienten, der als Vierjähriger monatelang im Krankenhaus wegen einer Poliomyelitis isoliert gewesen war und der aktuell massiv unter Panik litt und deshalb zu dem Schluss kam, unsere Arbeit sei wohl umsonst gewesen. Hier kann man vermuten, dass er sich in der Übertragung mit mir erneut als zutiefst einsam und verlassen erlebt. Es ist also von großer Bedeutung, dass ich sein Leiden anerkenne, um *gemeinsam* mit ihm Wege zu finden, dass er mein Mit-ihm-Sein erleben kann. Ich erkenne seine Not an und lade ihn ein, nach den biographischen Wurzeln zu schauen und Unterschiede zwischen damals und heute zu erkennen. Das deutliche Erkennen und Benennen der Unterschiede bringt Erleichterung. Er kann nach der Klärung erkennen, dass es ihm heute gut gehen darf und es wichtig ist, dass er seine jüngeren Ichs liebevoll in den Blick nimmt.

Es ist schwer einzuschätzen, wie viele Menschen sich aufgrund von Kindheitserfahrungen mit der aktuellen Situation überfordert fühlen, weil sie die Aufforderung, *möglichst wenig* das Haus zu verlassen, als Eingesperrt-Sein und als Zwang zur Einsamkeit erleben. Kinder einsperren war im Übrigen eine viel geübte Strafe. Insbesondere galt es wohl als sinnvolle erzieherische Maßnahme, ungehorsame Kinder in kleine dunkle Kammern einzusperren. Diesen Horror habe ich auch erlebt. Erwachsene waren davon überzeugt, dass sie etwas Sinnvolles taten. Denn es ging ja um Disziplinierung, die dann auch noch den Deckmantel der Fürsorge erhielt.

Aufgrund des herrschenden Paradigmas, dass sich einsam fühlen bei Erwachsenen etwas Krankhaftes sei, fühlt sich wohl kaum jemand ohne Weiteres ermutigt, einsam sein zu wollen, und vor allem, das öffentlich zu machen. Daher erscheint es mir wichtig, immer auch zu fragen: »Wer in Ihnen braucht Einsamkeit – vermutlich gelegentlich die Erwachsene –, wer in Ihnen fürchtet sich – vermutlich kindliche Ichs, die also Bilder und im Außen Erfahrungen von Geborgenheit mit Anderen benötigen.«

Wenn wir geliebte kleine Kinder beim Spielen beobachten können, lässt sich erkennen, wie hingegeben sie sein können, auch wenn sie allein spielen. *Psychoanalytisch betrachtet, verfügen diese Kinder über gute innere Objekte und deshalb können sie allein spielen.*

Das Prinzip von PITT (Reddemann, 2021) ist es, stets zu fragen, »Wer leidet, wer braucht Hilfe?«, und dies dann *auf der inneren Bühne* so gut es geht erfahrbar zu machen. Dazu kommt allerdings, dass die Therapeutin sich mitfühlend auch dem erwachsenen Ich gegenüber zeigt. Denn: Einfach ist derzeit unser aller Leben nicht. Es sind ganz unerwartete Herausforderungen, denen wir uns jetzt stellen müssen. Und wem fällt das schon leicht! Also teilt die Therapeutin auch dies dem Patienten mit, dass sie versteht, »dass dies alles nicht einfach ist«. Und so gut wie möglich innere Arbeit erfordert.

Im beschriebenen Fall wurde versucht, die Angst vor der Isolation erst einmal zu mildern, indem wir geschaut haben, was hinter der großen Angst des Patienten steckt. Ich möchte nicht behaupten, dass Schwierigkeiten mit – vorübergehender – Isolation sich nur so wie bei dem Patienten erklären lassen. Ich möchte aber sehr dazu einladen, immer zu schauen, ob nicht doch frühe Verlassenheitserfahrungen und -ängste eine bedeutende Rolle spielen können, wenn Menschen Isolation so schlecht ertragen wie in diesem Beispiel. Und in Betracht zu ziehen, dass es für ein kleines Kind in jedem Fall fatal ist, wenn es allein gelassen wird.

Als Gegenbeispiel verweise ich noch einmal auf Meister Eckharts Satz. Hier geht es nach meinem Verständnis um ein Einverstandensein mit Einsamkeit, die es braucht, damit wir als erwachsene Menschen zu uns selbst finden. Eckhart hätte vermutlich gesagt: Zu Gott, also zu einer tieferen Art des Verbundenseins. Dies scheint mir immer nur dann möglich, wenn wir verängstigte jüngere Anteile liebevoll angenommen und versorgt haben.

Ich gehe davon aus, dass trotz Bindungsforschung noch immer zu wenig in Betracht gezogen wird, wie viele Menschen in unserer Kultur bis vor kurzem ohne Skrupel als Kinder allein gelassen worden sind, weil man nicht verstand, dass das schädlich ist. Sie alle, die davon betroffen sind, könnten an der jetzt erzwungenen Einsamkeit verzweifeln. Erst wenn diese Zusammenhänge – wie im Beispiel –

geklärt und aufgearbeitet worden sind, kann nach und nach die Fähigkeit entstehen, mit sich allein zu sein und Einsamkeit gut zu verkraften; und auch zu verstehen beginnen, dass wir alle eben ein Stück weit allein sind, nie ganz eins mit anderen Menschen, und dies möglicherweise sogar als Chance zu begreifen. Ich fand und finde es immer interessant, dass das Wort »allein« eigentlich »eins mit allem« bedeutet. Nicht zuletzt aus diesem Grund will ich später noch auf Verbundenheit zu sprechen kommen.

Das Entscheidende hier ist, gemeinsam zu hören, Verbundenheit zulassen. Wir machen uns verletzlich, wenn wir weder unsere Nöte noch unsere Ideen für ein »gutes Leben« teilen, sondern uns isolieren. Daher will ich einladen: Selbst wenn wir uns physisch isolieren sollen, müssen wir es nicht auf der geistigen Ebene. Dafür haben wir nicht wenige Kanäle, erheblich mehr als unsere Vorfahren. Sind wir uns dessen dankbar bewusst? Erinnern sich die Älteren noch, wie es früher war, wenn wir verreisten? Tage-, ja wochenlang war es nicht möglich, mit denen, die zu Hause waren, zu sprechen. Telefonieren war viel zu teuer, Briefe schreiben ging zwar, aber es brauchte viele Tage, bis Antworten kamen.

Einladung zur Reflexion

Was hat uns damals geholfen, das gut zu überstehen? Vielleicht mögen Sie sich das fragen?

Isolation und Einsamkeit sind jetzt hochaktuell und eines der großen existentiellen Themen. Wir können und sollten erkennen, dass die Themen, die uns jetzt herausfordern, meist auch biographisch alte Themen sind, und dass sie immer wieder aufs Neue Herausforderungen für uns sein können, vielleicht sogar als solche begrüßt werden könnten. Wir können vor allem auf vieles zurückgreifen, uralte und neuere Erkenntnisse, die uns jetzt weiterbringen können! Wenn ich bedenke, dass ungefähr zu der Zeit, als ich sehr jung war und mich oft auch einsam fühlte »We shall overcome« überall gesungen wurde, fühle ich mich mir selbst als junge Frau nahe und auch verbunden mit sehr vielen Menschen, die mich damals inspiriert haben – und heute noch immer.

Bitte erinnern Sie sich an alle Menschen, die Sie inspiriert haben und inspirieren, schreiben Sie sich deren Namen auf und schauen Sie oft auf diese Liste. Damit können Sie sich selbst »ermuntern«. (Ein altes Wort, das uns auch verbindet …)

3.3 Fragen nach dem Sinn

Es gäbe Millionen von Geschichten zu erzählen, wie Menschen mit vermutlich völlig sinnlosen, bösartigen Belastungen umgegangen sind. Mir hilft es seit Jahrzehnten, mich mit Biographien zu befassen – und damit Verbundenheit erleben zu können –, die zeigen, wie Menschen in sehr unterschiedlicher Weise mit extrem leidvollen Erfahrungen umgegangen sind. Fünf Künstlerinnen, die ihre Schicksale auf je individuelle Weise gestaltet haben und deren Schaffen mir als Ermutigung und vielleicht sogar Trost zugänglich sind, seien hier erwähnt, nicht zuletzt, weil Frauen als »caring persons« stets und auch jetzt wieder in Corona-Zeiten sehr gefordert sind.

Ich stelle meine Gedanken zu den Künstlerinnen unter einen Gedanken von Albert Camus (1942/1959). »Das Kunstwerk entsteht aus dem Verzicht des Verstandes, das Konkrete zu begründen. Es bezeichnet den Triumph des Sinnlichen.« (S. 102)

Es ging Camus darum, dem Leben durch bewusste Anerkennung des Absurden einen Sinn zu geben. Das Gefühl der Absurdität könne einen beliebigen Menschen an einer beliebigen Straßenecke anspringen. An sich sei diese Welt nicht vernünftig, und das sei alles, was man von ihr sagen könne. Gerade das Virus kann bis jetzt als unbegründbar und sinnlos erlebt werden. Und als sinnlos Erlebtes finden wir genauso in zahllosen Biographien.

Corona mag uns sinnlos erscheinen, Künstlerinnen verfügen jedoch über die Kraft, manchmal die Leichtigkeit, von der Camus hier spricht, Dinge deutlich zu machen. Camus liebte übrigens das Licht seiner algerischen Heimat und hat es gepriesen. Für mich ist er kaum vorstellbar ohne dieses Licht. Es ist mir immer wieder wichtig, größere Kontexte aufzuzeigen. Was wären wir jeweils ohne …?

Einladung zur Reflexion
Was wäre ich ohne Pete Seeger, Joan Baez, Johann Sebastian Bach und viele, viele andere. *Ich lade Sie ein, Ihre Antwort zu finden, liebe Leserin, lieber Leser.*

Vorstellungen von Landschaften, inneren wie äußeren, faszinieren mich. Nicht nur deshalb, weil ich mich seit Jahrzehnten mit der Imagination eines guten und Geborgenheit spendenden inneren Ortes beschäftige, sondern vor allem, weil innere wie äußere Landschaften sich verändern (können). Sei es, dass sie sich in sich – quasi aus sich selbst heraus – verändern, sei es, dass man den Ort wechselt. Das kann freiwillig geschehen, doch oft geschieht es auch im Kontext von Traumatisierungen unter Zwang, ja Gewalt. Sich beheimatet zu fühlen wird immer wieder als sinnhaft erlebt.

Den Körper als Ort von Freude und Leid, als Landschaft, rechne ich sowohl den inneren wie den äußeren Erfahrungen zu. Auch als PsychotherapeutInnen sollten wir uns für körperliche Erfahrungen von PatientInnen interessieren und Körper-orientierte Hilfestellungen geben bzw. empfehlen, sodass Menschen sich mit sich selbst sinnhaft – und in sich beheimatet – erleben können.

Mich haben die Lebens- und Leidensbewältigung vieler Menschen immer wieder inspiriert. Gerade jetzt unter erschwerten Bedingungen kann eingeladen werden, auch dem Künstlerischen, dem Kreativen und Absurden in unserem Leben Raum zu geben. Anhand der Erfahrungen von Lebensgeschichten Anderer begegnen wir unseren Fragen nach Sinn und Sinnlosigkeit, Tod, Freiheit, Isolation bzw. Einsamkeit erneut und doch jeweils auf eigene Weise.

Ich habe mich mit Frauen des 20. Jahrhunderts beschäftigt, um ihre Fähigkeit zu beleuchten, mit Leiden und traumatischen Erfahrungen umzugehen, mit ihren äußeren und inneren Leidensräumen und ihrem Ja zum Leben, das sie alle auf ihre Art gelebt haben. Das sind die Geigerin Alma Rosé, die in Auschwitz ums Leben kam, die Schriftstellerinnen Mascha Kaléko und Ágota Kristóf sowie die Malerinnen Frida Kahlo und Niki de Saint Phalle.

Ich habe, als ich zehn Jahre alt war, begonnen, mich mit Frauenbiographien zu befassen. Das gab mir damals und gibt mir auch heute noch Halt, Verbundenheitserleben und Mut, mein Leben auf meine eigene Art zu gestalten.

Nicht immer sind die hier erwähnten Frauen »mit allem« fertiggeworden. Bei Frida Kahlo war der Körper durch einen Unfall so schwer beschädigt worden, dass er permanent ein Ort des Leidens blieb. Und auch für Niki de Saint Phalle wurde der Körper zunehmend ein Ort des Leides und der Beschädigung aufgrund ihrer Arbeit mit schwer schädigenden Substanzen bei der Arbeit an ihren »Nanas«. Alma Rosé ist in Auschwitz zugrunde gegangen. Es wird heute angenommen, dass sie dort an einer Encephalitis starb. Als Leiterin des »Mädchenorchesters« hat sie vielen Frauen das Leben gerettet. Mascha Kaléko, die uns so viel an Heiterkeit geschenkt hat – ich denke u. a. an ihr Gedicht »Sozusagen grundlos vergnügt« (2007b, S. 89 f.) –, musste nach vielen leidvollen Erfahrungen, Verlust der Heimat, Vertreibung aus Deutschland durch die Nationalsozialisten und Vertreibung aus ihrer Sprache, was sie schwer belastet hat, sehr einsam sterben. Auch Agota Kristóf erlitt den Verlust ihrer Heimat Ungarn und ebenfalls ihrer Sprache und hat mich mit ihrem Buch »Das große Heft« (2013), in dem sie die Folgen von Gewalt an Kindern in ergreifender Weise nachzeichnet, tief erschüttert.

Alle diese Frauen sind als Künstlerinnen über sich hinausgewachsen. Das ist ein Aspekt der Transzendenz, man kann auch sagen, ihre inneren Landschaften haben sich vergrößert. Zum Über-sich-selbst-Hinauswachsen gehört der Aspekt, dass diese Frauen über ihre spezifische Form der Kreativität hinaus – also musikalische, bildnerische und schriftstellerische – noch über weitere Ressourcen verfügten, um ihre teils unendlich schweren Lebensgeschichten zu bewältigen. Kreativität kann helfen, sogar zu einem sehr belasteten Leben Ja sagen zu können und es mit Würde zu gestalten und mit Sinn auszustatten.

Es geht mir in meiner Arbeit seit Jahrzehnten um drei Fragen: Wie bewältigen Menschen Leiden, welche äußeren und welche inneren Bedingungen haben ihnen geholfen, heiler zu werden? Sinnorientierung scheint hier besonders wichtig.

Die Lebensgeschichten der Frauen faszinieren mich insbesondere auch als Geschichten von Frauen, die es wagten, ihren eigenen Weg zu gehen. Angesichts von – wie ich es empfinde – Gleichmacherei in Corona-Zeiten, nicht in erster Linie durch das Virus, sondern durch politische Entscheidungen, die für Individualität zu wenig Raum lassen –, mag es hilfreich sein, eigene Kreativität umso mehr zu entdecken. Was mir auffällt, ist, dass ein eigenständig und vor allem kreativ gelebtes Leben extreme Belastungen mildern kann. Denn alle genannten Frauen waren immer wieder – durch Krankheit und Verfolgung – bedroht.

Frida Kahlo und Niki de Saint Phalle waren beide Autodidaktinnen und gehörten keiner akademischen oder sonstigen Schule an, Frida Kahlo hat es z.B. ausdrücklich abgelehnt, als Surrealistin verstanden zu werden. Ihre Bilder seien real, betonte sie. Es geht in vielen Werken der beiden Frauen neben Anderem um tödliche Bedrohungen.

Von Alma Rosé gibt es leider nur eine einzige Aufnahme mit Bachs Doppelkonzert, das sie mit ihrem Vater, dem Konzertmeister der Wiener Philharmoniker und Primarius des Rosé-Quartetts, Jahre vor Auschwitz, eingespielt hat. Diese Aufnahme zeugt von ihrer Könnerschaft und Hingabe als Musikerin. Ihre Biographie ist ein erschütterndes Zeugnis von Verrat in vielerlei Hinsicht und wie sie damit mutig umgegangen ist.

Agota Kristófs (2013) Buch ist wie kaum ein anderes aufrüttelnd in Bezug auf Gewalt gegen Kinder. Mascha Kaléko (z.B. 2007a) hat uns wunderbare Geschenke mit ihren Gedichten gemacht!

In all diesen Lebensgeschichten scheint es um die Frage nach dem Sinn zu gehen. Hierzu wird häufig Viktor Frankl (1979) zitiert. Aus seinen Erfahrungen leitete er ab, dass Menschen Sinnsuchende seien, und berichtete von sich selbst: »Auch damals [in Auschwitz, L.R.] habe ich nicht einen Augenblick lang meine Überzeugung aufgegeben, dass das Leben unter allen Bedingungen und Umständen einen Sinn hat. Denn entweder es hat einen Sinn – dann muß es ihn auch behalten, wenn es noch so kurz dauert. Oder aber es hat keinen Sinn – dann könnte es auch nicht sinnvoll werden, wenn es noch so lange dauern würde.« (S.13)

Ich kann Frankl da nicht uneingeschränkt zustimmen. So müssten wir uns mit der Frage befassen, ob das Leben über seine ganze Spanne immer einen Sinn hat. Ich habe dazu z. Z. keine Antwort. Und es fällt mir ein, dass Rilke empfahl, die Fragen zu lieben, auch wenn es keine eindeutigen oder überhaupt keine Antworten gibt.

Die Frauen, die ich hier erwähne, haben nicht über Sinnsuche gesprochen, sie haben sie aber, so wie ich das verstehe, für sich selbst gelebt und vorgelebt, die Absurdität und Grausamkeiten des Lebens jedoch gleichzeitig anerkannt. Es handelt sich um Frauen, die vom Leben insoweit beschenkt waren, als sie große Künstlerinnen geworden sind; und so etwas ist einem ja in gewisser Weise nicht immer in die Wiege gelegt. Die äußeren Landschaften waren bei vier Frauen alles andere als Heimat, oder die Heimat ging verloren und in den inneren Landschaften spiegelt sich das Grauen, das diese Frauen auf unterschiedliche Weise durchgemacht haben. Sie haben es dennoch geschafft, immer wieder ihr inneres Licht und damit ihren individuellen Lebenssinn zu finden, trotz extrem sinnlos erscheinender Erfahrungen. Und dadurch erlebe ich diese Frauen auf gewisse Weise als frei. Am meisten empfinde ich das bei den bildenden Künstlerinnen Frida Kahlo und Niki de Saint Phalle, die beide zum Teil ohne jegliche Anerkennung von außen ihrer Kunst und damit sich selbst treu blieben.

Die Begriffe Sinn/Sinnlosigkeit und Freiheit betrachte ich als zusammengehörig. Beide scheinen mir enger zusammenzuhängen, als sich das auf den ersten Blick vermittelt. Zumindest als Erwachsene empfinden wir es als sinnlos, wenn uns unsere Freiheit genommen wird. Bei Kindern erzeugt das vor allem Panik.

Viele Menschen, die jetzt auf die Straße gehen, fühlen sich in ihrer Freiheit so stark eingeschränkt, dass sie nicht bereit sind, die Einschränkungen ihrer Freiheit hinzunehmen, das würde ihnen wohl sinnlos erscheinen.

Sinnlosigkeit als existentielles Thema kann tiefer gehen. PatientInnen, die tiefe Kränkungen und Verletzungen erfahren haben, fragen oft nach dem Sinn solcher Erfahrungen. Meist fragen sie *warum*, und ich habe darauf in der Regel keine Antwort, was ich als bedrückend empfinde. Viktor Frankl (1979, S. 13) hingegen hat gesagt, dass das Leben *immer* einen Sinn habe. Gelegentlich wage ich im Sinn von Frankl *wozu* zu fragen. »Vielleicht finden Sie meine Frage seltsam, dann vergessen Sie sie bitte. Wozu könnte das Ihrer Meinung nach einen Sinn haben, dass Sie diese schlimmen Erfahrungen machen mussten?« Ich bin bei dieser Frage unbedingt vorbereitet, dass sie zurückgewiesen wird.

Andererseits: Ohne dass ich allzu sehr vom Konzept des posttraumatischen Wachstums überzeugt bin, habe ich auch erlebt, dass vielleicht ein Viertel der Menschen, denen ich diese Frage zu stellen wagte, Antworten gehabt haben, die meist mit Sinnhaftigkeit zu tun hatten. Ich selbst habe z.B. das Glück, in der aktuellen Krise die Erfahrung zu machen, dass mir viel freie und unverplante Zeit sehr guttut, weiß aber auch, dass das ein Privileg ist und möchte das keinesfalls verallgemeinern. Die Frage nach dem möglicherweise »Guten im Schlechten« sollte m.E. nicht immer vermieden, aber nur mit Takt in Erwägung gezogen werden und nicht verallgemeinernd.

Ich habe mich bemüht, mich mithilfe von wissenschaftlicher psychologischer Forschung mit dem Thema Sinn zu befassen und dazu Tatjana Schnells Buch zur »Psychologie des Lebenssinns« (2020) gelesen. Sie schreibt gleich zu Beginn einschränkend:

> *»Sie werden in diesem Buch nicht den Sinn des Lebens finden. Ob es ihn gibt und wie er beschaffen sein könnte, ist wissenschaftlich – zumindest aus psychologischer Perspektive – nicht feststellbar. …* Es geht also auch hier um persönlichen Lebenssinn oder ›Sinn im Leben‹, nicht jedoch um den ›Sinn des Lebens‹. Viele Menschen erfahren ihr Leben als sinnvoll, ohne dabei auf einen universellen Lebenssinn zurückzugreifen. Andere glauben, den Sinn des Lebens zu kennen, und gewinnen dadurch Erfüllung. Manche ›leben einfach‹ – und finden die Sinnfrage ziemlich überflüssig. *In kritischen Momenten kommt die Frage nach dem Sinn jedoch bei fast allen auf.«* (S. 2; Hervorhebungen L. R.)

Schnell bezieht sich auf Frankl und hebt hervor, dass ihre Forschung in vielen Aspekten die Aussagen von Viktor Frankl bestätigt (ebd., S. 4). »Bewegend und innovativ hat er als erster die Sinnfrage in die Psychologie getragen … . Sein Werk, erweitert um seine persönlichen Erfahrungen, hat Menschen auf der ganzen Welt berührt. … Durch die Verfügbarkeit validierter Methodik und die Anknüpfung an den bestehenden psychologischen Wissensstand erfährt sein Anliegen in der empirischen Sinnforschung eine Bestätigung und Weiterentwicklung, die es schon längst verdient hat.« (ebd., S. VI)

Ich kann natürlich nicht immer umfassend dabei helfen, dass ein anderer Mensch eine eindeutige Antwort auf die Frage, ob es den Sinn des Lebens gibt oder nicht, findet. Meine *persönliche* Meinung dazu ist, dass es vermutlich eine Sinnhaftigkeit des Lebens gibt. Und dieser Sinn begegnet mir in meinem Leben, sogar wenn ich keine Fragen nach dem Sinn stelle. Sinn zu *beweisen,* mit welcher Absicht auch immer, scheint mir nicht möglich. Das heißt, es geht darum, dass wir uns erlauben, unsere Fragen zu stellen und Antworten zuzulassen, falls wir erleben können, dass es – jeweils für uns – eine Antwort gibt. Menschen zu sagen, dass immer alles Sinn habe, kann ich mir nicht vorstellen, das käme mir wie ein Übergriff vor.

Zwei Fragen, die Schnell (2010, o. S.) empfiehlt, möchte ich weitergeben:

»Transzendierungserfahrungen: Gibt es Situationen oder Beschäftigungen, bei denen Sie sich selbst und die Welt um Sie herum ganz und gar vergessen können?

Religion/Religiosität, Atheismus, Agnostizismus, Spiritualität: Was bedeutet es für Sie persönlich, religiös, nicht-religiös, spirituell zu sein?«

Yalom lehnt ja, vermutlich nicht zuletzt in Treue zu Freud, jede Orientierung an Spiritualität ab. Dem kann man folgen, man muss aber nicht.

Was mir gewiss erscheint, ist, dass es in unserer Arbeit immer auch um Sinnorientierung gehen sollte. *Nicht um das, was wir für sinnvoll halten,* sondern um eine freundliche Begleitung für PatientInnen, um herauszufinden, wie ihr Sinnerleben ist und was ihnen – falls sie das wünschen – bei der Sinnorientierung hilft. Ich meine, dass es für uns PsychotherapeutInnen nicht immer ganz einfach ist, unsere eigenen Vorstellungen über Sinn – oder auch Nichtsinn – zurückzustellen und wirklich BegleiterInnen zu sein für die Suche nach Sinn unserer KlientInnen/PatientInnen. Wir sollten dies zumindest anstreben. Und wenn wir bemerken, dass wir das nicht können, es offen kommunizieren. Wir haben unsere Grenzen. Nicht alle Menschen müssen Sinn-Suchende sein, auch das gilt es zu beachten.

Ich finde es gelegentlich hilfreich zu fragen, *wen* die Sinnfrage betrifft. Ist es der erwachsene Mensch, ist es ein jüngeres Ich? Wo gibt es Unterschiede? Jüngeren Ichs geht es sehr oft um Geborgenheit, die sie nicht genügend erfahren haben, und wenn das erwachsene Ich sich endlich kümmert, erledigt sich die Frage nach Sinn. Bleibt dann möglicherweise für das erwachsene Ich die Frage, woran es liegen könnte, dass es seine jüngeren Anteile nicht gesehen hat.

Es ist wichtig, dass wir uns immer wieder bewusst machen, dass bestimmte Regeln im Umgang mit PatientInnen kulturell gebunden sind. Und ihr Sinn ist insofern manchmal durchaus zweifelhaft. Es handelt sich keineswegs um »in Stein gemeißelte Wahrheiten«. Wir sollten uns die Freiheit gönnen, alle unsere diesbezüglichen Wahrheiten zu befragen und zu hinterfragen. Es geht nicht selten um mehr Offenheit für Differenz! Das bedeutet für mich: Sinnsuche sollte eine ergebnisoffene Reise sein und bleiben. Wir wissen bestenfalls, was für uns aufgrund unserer kulturellen Prägungen als angemessen gilt. Nicht mehr und nicht weniger. Seien wir offen für neue Sichtweisen, so gut wir es vermögen. Und definieren wir uns als Lernende statt als Wissende; wir können z. B. von Menschen aus anderen Kulturen sehr viel lernen. Als PsychotherapeutInnen mit einer Basis in bestimmten Schulen kann es sich als sinnvoll, ja sinnstiftend erweisen, wenn wir uns für andere Schulen und Richtungen öffnen.

Durch meine Fragen an Philosophen hat sich, ohne dass ich das beabsichtigt hätte, bestätigt, dass es in Bezug auf Sinnfragen keine endgültigen Antworten gibt, vielleicht nicht geben kann (Muders & Rüther, 2011). So scheinen Sinnfragen mehr als alle anderen zeit- und kulturgebunden zu sein. Ihnen gänzlich auszuweichen, scheint mir in einem Feld, das sich, ob wir wollen oder nicht, mit existentiellen Fragen immer wieder auseinandersetzen sollte, wenig »sinnvoll«. So gilt es möglicherweise gerade bei diesem Thema, sich immer wieder aufs Neue zu verorten, suchend zu bleiben.

Es bleibt die Sinnfrage im Kontext von Corona

Wir können uns fragen, ob Corona für unser aller Leben einen Sinn hat. Auch wenn wir nicht davon ausgehen, dass der Sinn von einer göttlichen Macht gegeben ist. Naturwissenschaftler sprechen davon, dass Corona eine von vielen Konsequenzen daraus ist, dass wir die Natur ausbeuten. Vielleicht lohnt es, sich darüber Gedanken zu machen? Eine Antwort auf die Sinnfrage ist das vermutlich aber nicht in befriedigender Weise. Müssen wir vielleicht auch lernen zu ertragen, dass es nicht auf alles eine Antwort gibt?

Einer meiner mich schon lange begleitenden taoistischen Sätze ist: *»Wenn Du die Dinge verstehst, sind sie wie sie sind, wenn du die Dinge nicht verstehst, sind sie wie sie sind.«*

3.4 Freiheit und Verantwortung

In sehr jungen Jahren habe ich mit großer Begeisterung Schillers Dramen gelesen. Ich habe sie immer als Aussagen über Freiheit, unser Recht auf Freiheit und unseren Kampf dafür begriffen. 1955, als ich zwölf Jahre war, war ein Schiller-Jahr. Thomas Mann hat in seinem Essay »Versuch über Schiller« (1955/1990) betont, dass Freiheit das Grundmotiv Schillers von seinem Erstlingswerk, »Die Räuber« (1781/o. J.), bis zum Demetrius-Fragment (1857/2002) war. Schiller schreibt im zweiten Brief über die ästhetische Erziehung des Menschen (1793/2003), »die Kunst [sei] eine Tochter der Freiheit« (o. S.). Wenn ich jetzt als alter Mensch auf das Kind von damals blicke, kann ich diesen Satz bestätigen. Ich habe mich mit Schillers FreiheitskämpferInnen identifiziert, sie haben mir Kraft gegeben, damals empfand ich sie wie gute Freunde und Freundinnen. Wenn ich das schreibe und mich erinnere, ist es, als wären sie um mich: Johanna von Orleans (1801/o. J.), Wilhelm Tell (1804/o. J.), Don Carlos und sein Freund Posa, der Gedankenfreiheit forderte (1787/o. J.), Maria Stuart (1800/o. J.), um die mir wichtigsten zu nennen. Und dass ich sie alle schon als Kind kennenlernen durfte, weil mir eine Tante Schillers Werke geschenkt hatte, erfüllt mich mit Dankbarkeit und Freude.

Heute denke ich auch als Psychotherapeutin, dass es helfen kann, sich freiheitsliebende Vorbilder zu suchen, denn das kann als sinnvoll erfahren werden und stärkend wirken.

Dazu gibt es die hilfreiche Zusammenfassung von Weber, 2009.

Alle Figuren von Schiller erfüllen Yaloms Ideen zum Thema Freiheit: »Die Freiheit des Individuums, sein Leben zu gestalten, und … um die Freiheit des Individuums zu wissen und damit auch zu wünschen, zu wählen, zu handeln und … sich zu verändern« (Yalom, 1980/2015, S. 254).

Yalom (1980/2015) kommt nach einem einleitenden Kapitel zur Freiheit sehr rasch zum Thema Verantwortung (S. 255). Für ihn bedeutet Verantwortung Urheberschaft (ebd.). Allerdings nimmt er keine direkte Verknüpfung von Freiheit und Verantwortung vor.

Macht uns die Bereitschaft, Verantwortung zu übernehmen, frei? Yalom (ebd.) geht so weit zu schreiben, dass »für den Patienten, der solche Verantwortung [wie von ihm, Yalom, beschrieben] nicht akzeptieren will, der darauf besteht, andere zu beschuldigen – entweder andere Personen oder andere Mächte – für seine oder ihre Dysphorie, … keine wirkliche Therapie möglich« (Ergänzung L. R.) sei.

Yalom (1980/2015) plädiert dafür, dass wir als PsychotherapeutInnen unsere PatientInnen, wenn sie andere anklagen, fragen sollen, *wie der Patient diese Situation geschaffen habe* (S. 299). Dies zu lesen, erinnerte mich daran, wie PatientInnen, die Opfer von Gewalt und sexualisierter Gewalt waren, häufig mitgeteilt wurde, sie hätten das ja gewollt. Das heißt, dass wir heute, mehr als vor 40 Jahren, sehr gut abwägen sollten, ja müssen, wem wir die Verantwortung für aus interpersonellen Traumatisierungen entstandenen Problemen zuschreiben. Wir können heute mehr wissen, als Yalom 1980 wusste. Und ich möchte daher einige Gedanken von ihm hinterfragen.

Kindheit hat Folgen – und kann die Bewältigung aktueller Belastungen behindern

Wir wissen inzwischen sehr viel genauer als vor 40 Jahren, was Kindern an Leid zugefügt wird, das zu seelischen Erkrankungen beitragen kann, ja nicht selten sich als einzige Ursache von seelischen und psychosomatischen Problemen herausstellt. Dazu schreibt der Psychoanalytiker Ludwig Janus (2018) in einer Besprechung des Buches von Sven Fuchs »Die Kindheit ist politisch« (2019), dass ein vorurteilsfreier Blick auf die Dimension von Gewalt und Missbrauch in den Eltern-Kind-Beziehungen notwendig ist. Und er betont: »Dass historische und auch noch gegenwärtige Kindheiten ein Albtraum und eine Hölle sein konnten und waren, wird von uns meist noch nicht wirklich realisiert.« (S. 295) Das Buch von Fuchs, so Ludwig Janus, sei ein Augenöffner und verlange dem Leser viel Bereitschaft ab, die unfassbare Dimension von Gewalt in den Eltern-Kind-Beziehungen wahrzunehmen (ebd.).

Das, was Sven Fuchs (2019) akribisch zusammengetragen hat, ist mir und meinem Team in der Klinik für psychosomatische Medizin und Psychotherapie in Bielefeld ab 1985 sehr bewusst geworden und hat zur Entwicklung der »Psychodynamisch Imaginativen Traumatherapie« (Reddemann, 2001/2016a) beigetragen.

Als Yalom (1980/2015) sein Buch geschrieben hat, war von Vernachlässigung, Gewalt und sexualisierter Gewalt gegen Kinder noch kaum die Rede. Demnach hat die Freiheit, Dinge denken zu können, auch etwas mit Umgebungsfaktoren zu tun, und was wir zu der Zeit überhaupt wissen können. Da erinnere ich mich daran, wie viel Mut – Freiheit des Denkens? – es mich und mein Team in den 80er- und auch noch in den 90er-Jahren gekostet hat, dazu zu stehen, dass unsere PatientInnen durch sexualisierte Gewalt, Gewalt und Vernachlässigung beschädigt und krank waren. Ein namhafter Kollege scheute sich nicht, mich zu fragen, ob ich nicht genauso verrückt sei wie meine PatientInnen.

Bei manchen PatientInnen fällt mir immer wieder eine Identifikation mit den Aggressoren auf, wonach das doch »normal« war, was ihnen angetan wurde, »nicht so schlimm« usw. Das heißt im Kontext von Freiheit, sie hatten gelernt, sich keine Fragen zu stellen, welche die Täter in einem kritischen Licht gezeigt hätten, also: Die Freiheit des Denkens war eingeschränkt. Wenn wir uns heute den Qualen unserer PatientInnen und ihrer kindlichen Ichs zuwenden, wird deutlich, dass für das Kind vieles äußerst verletzend war, das Kind hatte nur keine Möglichkeit, seinen Schmerz zu fühlen, der Mensch blieb und bleibt unfrei.

Hier kann, wenn die PatientInnen zustimmen, mit »verletzten jüngeren Ichs« gearbeitet werden. (Jünger kann natürlich auch bedeuten, zehn Jahre jünger, also bereits erwachsen). Und das genaue Hinsehen hilft häufig, dass aktuelle Probleme, wie jetzt die Angst vor Corona, relativiert werden können.

Genaues Hinsehen scheint mir ein Aspekt von Freiheit zu sein, Gedankenfreiheit und die Freiheit, sich zu äußern. Nach meiner Erfahrung brauchen interpersonell verletzte Menschen viel Ermutigung, ihre Gedanken frei zu äußern. Das möchte ich kurz illustrieren:

Vignette einer Krisenintervention

Herr X. musste Corona-bedingt in Kurzarbeit gehen. Er hat Angst, »alles zu verlieren«, was sich in quälenden Gedankenspiralen zeigt, depressiven Verstimmungen und einigen psychosomatischen Beschwerden, insbesondere Appetitlosigkeit bis hin zu Ekel vor dem Essen. Er sei noch nie »richtig« krank gewesen, habe seine Arbeit gemocht und sei jetzt völlig ratlos, wie es weitergehen solle.

Zunächst würdige ich seine Sorgen, die ich verstehen könne, und frage ihn dann, ob er einverstanden sei, dass wir »genauer hinsehen«. Das irritiert ihn zunächst, weil er denkt, er müsse sich einfach zusammenreißen, schließlich sei er ja nicht der Einzige, dem Corona-bedingt jetzt Einschränkungen widerfahren. Ihm sei schon als Kind vorgeworfen worden, dass er »zu anspruchsvoll und zu empfindlich« gewesen sei. (Kommentar: Es wurde ihm also nicht die Freiheit zugebilligt, sich frei zu äußern hinsichtlich seiner Empfindungen.)

Ich frage, ob er sich vorstellen könne, dass Kinder sehr verschieden seien, von dickfellig bis dünnhäutig, wie man ja sage. Er schaut mich an, lacht und meint, »Ja klar, ich bin immer ein ›Sensibelchen‹ gewesen.« Das sei ihm so gesagt worden. Ob er denke, er habe sich das ausgesucht, frage ich. Er lacht wieder, »Nein, natürlich nicht«. »Macht es dann Sinn, das einem Kind vorzuwerfen?« Er wird sehr nachdenklich und meint nach einer Weile, »Eigentlich ja wohl nicht.« Ich frage ihn erneut, ob wir uns das etwas genauer ansehen könnten. Dem stimmt er zu. Ich bitte ihn dann, mir zu erzählen, was er von seiner Kindheit erinnere, so genau wie möglich. Er schaut mich etwas verzweifelt an, »Ich weiß eigentlich nichts, außer, was ich Ihnen gerade gesagt habe; bis ich zur Schule gekommen bin, da weiß ich, dass ich viel gehänselt worden bin und oft Angst hatte«.

Ich frage, ob er Geschwister habe. Das bejaht er. Jünger oder älter? Einen sechs Jahre jüngeren Bruder. Ob er sich vielleicht daran erinnern könne, wie mit ihm umgegangen worden sei? »Ja, meine Eltern waren sehr streng, es hat oft Schläge gegeben.« – »Und wie finden Sie das aus heutiger Sicht?« – »Schrecklich, aber das war damals doch überall so.« – »Ja, leider, aber das macht es ja nicht besser.« Darüber habe er noch nie nachgedacht, es sei »so normal« gewesen. Ich frage ihn, ob er sich vorstellen könne, dass mit ihm genauso umgegangen worden sei und er sich deshalb nicht erinnern könne? Das nimmt er mit einem tiefen Seufzer an und schaut mich traurig an. »Ja, so wird es wohl gewesen sein.« Ich frage ihn, ob wir einen Blick auf die Gegenwart werfen können, dem stimmt er zu. So frage ich, wie er das mit der Kurzarbeit erfahren habe. »Das war nicht schön. Da kam jemand von der Hauptverwaltung und hat uns einfach nur gesagt, wir müssten jetzt in Kurzarbeit. »Wie haben Sie sich da gefühlt?« – »Das war … ja, das war wie ein Schlag ins Gesicht.« »Ist es Ihnen recht, wenn wir da noch genauer hinschauen?« – »Ja, wenn Sie meinen, dass das etwas bringt.« – »Sie haben von ›wie ein Schlag ins Gesicht‹ gesprochen, das ist ja etwas sehr Demütigendes …« – »Ja, das stimmt, das habe ich auch so empfunden, meine Kollegen auch, aber dann war der Typ gleich wieder weg. Wir sind ja nur eine kleine Zweigstelle, wir zählen gar nicht richtig.« – »Kann es sein, dass Sie sich wertlos gefühlt haben, entwertet?« – »Ja, unbedingt. Der hätte uns ja auch etwas erklären können, aber nichts, so als wäre man ein Nichts.« – »Vielleicht liege ich jetzt falsch, aber mir kommt so der Gedanke, dass das vielleicht Ähnlichkeiten hatte mit dem Umgang mit Ihnen und Ihrem jüngeren Bruder, können Sie mit der Idee etwas anfangen?« Er schweigt einige Minuten, dann meint er, »Wissen Sie, das tut mir jetzt richtig weh, aber Sie

haben Recht, es war genauso wie früher bei uns zu Hause, man ist einfach nicht wichtig, ein Nichts …« – »Und sich so zu fühlen wie ein Nichts, das ist schlimm, das kann einen krank machen, denn wir brauchen auch die Erfahrung von Anerkennung durch Menschen, vor allem solchen, die uns etwas bedeuten.«
Jetzt können wir einiges aus der Kindheit betrachten aus einer Zeit, an die er sich erinnern kann, und er beschreibt Trauer und Wut über das, was ihm als Kind widerfahren ist, und auch über die aktuelle Erfahrung. Es wird ihm klar, dass er all diese Empfindungen und Gefühle nicht an sich herangelassen habe. Er habe sich auch sehr geschämt und wollte sich eigentlich nichts anmerken lassen, so habe er sich einfach von allen zurückgezogen. Aber das sei keine gute Lösung. Meine Frage, ob es sein könne, dass da ganz viel Altes, Schmerzhaftes durch die aktuelle Erfahrung wieder hochgekommen sei, kann er annehmen. »Und was kann ich jetzt machen?« Wenn Ihr Bruder Sie das fragen würde, falls Sie sich gut mit ihm verstehen, was würden Sie ihm sagen?« – »Ja, mit meinem Bruder verstehe ich mich sehr gut. Wissen Sie, ich habe schon damals, als wir Kinder waren, viel auf ihn aufgepasst und mit ihm draußen gespielt, damit wir nicht so nah bei den Eltern waren. Was würde er mir sagen? Er ist schon dickfelliger als ich, zum Glück! Also, ich hab' mich doch so geschämt, deshalb hab ich es ihm gar nicht erzählt.« – »Und angenommen, Sie würden es tun?« – »Der würde mich in den Arm nehmen und sagen, so ein Scheiß, aber das schaffen wir schon …« – »Das hört sich für mich richtig gut an.« – »Ja, stimmt, für mich auch, aber ich bin ja der Große, ich will ihn nicht belasten.« – »Darf ich mal rechnen: Sie sind 44 Jahre alt und Ihr Bruder ist 38 Jahre. Meinen Sie nicht, dass er das aushalten kann?« – »Doch, eigentlich schon …« Wir können jetzt darüber sprechen, wie er sich als Kind viele Sorgen um den Bruder machte und wie er ihn zu schützen versuchte. Dem gehe es jetzt aber recht gut. Er sei bei der Stadtverwaltung und habe einen sicheren Job … »Dann ist er vielleicht froh, wenn er Ihnen auf irgendeine Weise »etwas zurückgeben kann???« Darüber habe er noch nie nachgedacht, aber das könne er sich schon vorstellen. Wir verabreden eine nächste

Sitzung und ich bitte ihn, wenn irgend möglich, dass er mit dem Bruder spricht.

In die nächste Sitzung eine Woche später kommt er wie verwandelt. Er habe mit seinem Bruder gesprochen und der habe ihn sehr gut verstanden. Richtig liebevoll sei er mit ihm, und das helfe ihm sehr. Wir überlegen gemeinsam, wie er seine Zeit neben der Arbeit für sich nutzen könne. »Ich könnte mal wieder Angeln gehen, das hat mir früher sehr gutgetan, aber dann hatte ich dafür gar keine Zeit mehr.«

Ich schlage ihm vor, das auszuprobieren und mir eine Rückmeldung zu geben. Wir könnten dann ggf. noch weitere Termine verabreden. Nach zwei Wochen ruft er an, es gehe ihm gut. Er mache »ziemlich viel« zusammen mit seinem Bruder und treffe sich auch wieder mit Freunden. Falls nötig, würde er sich wieder melden. Nach vier Wochen erhalte ich eine E-Mail mit einem Dank, es gehe ihm weiterhin gut. Und ich bedanke mich und schreibe ihm, dass er sich jederzeit wieder melden könne und ich ihm alles Gute wünsche.

Dieses Beispiel soll deutlich machen, dass aus meiner Sicht der erwachsene Mensch erst dann zu einer umfassenden Verantwortungsübernahme fähig ist, wenn Verletzungen, die er/sie nicht zu verantworten hat, also in der Regel insbesondere aus der Kindheit, und aktuelle Ängste separiert werden. So konnte der Patient erkennen, dass sein tiefes Kränkungsgefühl mehr mit seinen früheren Erfahrungen zu tun hatte. Und erst dadurch erlangte er die Kompetenz – und Freiheit –, im Hier und Jetzt mit sich selbst fürsorglich zu sein und zu schauen, wie er mit der aktuellen Situation umgehen konnte. In seinem Fall führte es dazu, dass er die Kurzarbeit akzeptierte und sich Zeit nahm fürs Angeln und vor allem für Begegnungen mit Anderen.

Obwohl dieser Mann zweifellos traumatisierende Kindheitserfahrungen gemacht hat, hat ihm diese Krisenintervention geholfen, weil es uns gelang, eine Verknüpfung zwischen den Kindheitsbelastungen und den aktuellen Belastungen herzustellen, die ihm eingeleuchtet hat. Wenn er weitere Hilfe benötigen würde, würde ich ihn einladen, sich um die jüngeren Ichs, die ihm zugänglich sind, liebevoll zu kümmern und sie gut zu versorgen. Da es ihm damit gut ging, dass er den guten Kontakt zum Bruder wieder aufleben lassen konnte, schien das zum jetzigen Zeitpunkt nicht erforderlich. Ich rechne damit, dass es sein könnte, dass diese Schritte in der Zukunft noch hilfreich sein könnten.

Es ist mir wichtig, dass wir TherapeutInnen uns die Freiheit nehmen, unser heute vorhandenes Wissen über Beschädigungen in der Kindheit und deren Auswirkungen zu nutzen, aber nicht unbedingt immer so, dass daraus lange therapeutische Interventionen werden *müssen.* Wichtig ist mir, dass wir, wo immer möglich, dafür offen sind, dass sich im erwachsenen Leben die Beschädigungen aus der Kindheit im Rahmen von Belastungen und Überlastungen zeigen, dann in den Blick genommen werden sollten, um die jüngeren Ichs zu trösten und zu versorgen und – wie in diesem Fall – sich bewusster den Chancen der Gegenwart zuzuwenden, weil man erkennt, dass man jetzt Optionen, also Freiheiten hat, die man als Kind nicht hatte, schon gar nicht bei Eltern, die ihre Kinder misshandeln. Freiheit des Handelns setzt bei Kindern voraus, dass sie sich sicher fühlen können, nicht misshandelt zu werden. Der erwachsene Mensch hat bei entsprechender Unterstützung, z. B. in einer Psychotherapie, die Chance, über seine Freiheit und seine Möglichkeiten, sie zu nutzen als jetzt erwachsener Mensch, seinem Leben eine ganz andere Richtung zu geben, sich also von Vergangenem auch zu befreien.

Die Arbeit mit verletzten jüngeren Ichs, wie von mir beschrieben (Reddemann, 2016a, 2021), kann ein sinnvoller und gangbarer Weg sein, Menschen zu entlasten, sodass sie mehr Freiheitsgrade für sich entdecken können.

Kränkungen, wie von dem Patienten benannt, können natürlich auch »nur« gegenwärtiger Art sein. Das heißt, es gäbe dann keine biographischen Zusammenhänge, sondern da wäre dann eine massive Kränkung in der Gegenwart. Kränkungen können krank machen! In solchen Fällen frage ich danach, ob sich der Patient oder die Patientin vorstellen könne, dass wir mit einer Imagination von zwei Ichs arbeiten: Dem verletzten erwachsenen Ich und einem zweiten Ich, das eher vorwärtsblickend und zuversichtlich wäre und sein anderes Ich tröstet. Auch diese Art des Arbeitens kann ein Gewinn sein. Das Konzept verschiedener Ich-Zustände scheint mir eine große Bereicherung zu sein. Und es steht uns frei, PatientInnen einzuladen, sich z. B. ein Ich von gestern und eines von heute vorzustellen. Wir können dieses Konzept jederzeit anbieten, solange wir bereit sind, es gemeinsam mit unseren PatientInnen zu überprüfen.

Die von Yalom (1980/2015, S. 255) geforderte Verantwortungsübernahme sähe dann nach meiner Lesart etwa so aus:

1. Würdigung der leidvollen Erfahrung.
2. Falls möglich und erforderlich, Anerkennung der Verletzung und tröstende Zuwendung zum erwachsenen Ich und zu verletzten jüngeren Ichs.
3. Ggf. Versorgung verletzter jüngerer Anteile an einem guten inneren Ort.
4. Stärkung der Ichfunktionen des Ichs von heute in Hinsicht auf z. B. Akzeptanz, Wehrhaftigkeit und Verantwortungsübernahme aufgrund der Freiräume, die das erwachsene Ich jetzt hat. Das geht meistens nicht schnell. Es braucht durchaus Geduld, bis jemand so weit ist, sich als frei zu empfinden. Oft ist auch Arbeit an den verinnerlichten Ge- und Verboten der PatientInnen erforderlich. Es sind oft diese Anteile, die den Wunsch nach Freiheit und diese zu leben, behindern.[27]
5. Begleitung des Prozesses, bis der Patient/die Patientin signalisiert, dass sie allein zurechtkommt und
6. Das Angebot zur erneuten Kontaktaufnahme.

---

27 Es sei betont, dass es den Rahmen dieses Buches sprengen würde, wenn ich hier auf Unfreiheit durch politisch bedingte Ungerechtigkeit näher einginge. Ich möchte daher auf Richard Sennetts Buch »Der flexible Mensch« (1998), das bereits vor mehr als 20 Jahren erschienen ist, hinweisen. Hier bereits verdeutlicht Sennett eindringlich, wie die »Kultur des neuen Kapitalismus« Menschen beschädigt. Und Zygmunt Bauman, der in seinem Buch »Verworfenes Leben« von 2005 feststellt, dass ein zentrales Ergebnis von Modernisierungsprozessen in der Exklusion von Menschen besteht, nicht zu vergessen (vgl. auch Parin, 1971/1975; Reddemann, 2020b).

7. Keine »Predigt«, dass man andere nicht beschuldigen darf, sondern Arbeit daran, sich als erwachsenes, handlungsfähiges und entscheidungsfähiges Ich sehen zu können.
8. Einladungen, jetzt für sich selbst liebevoll da zu sein und das ggf. in der Therapiesitzung gemeinsam imaginieren und ausgestalten.

Es kann immer auch eine längere therapeutische Arbeit erforderlich sein. Es scheint mir allerdings nicht sinnvoll, diese aufzudrängen, wenn die PatientInnen mit einer Krisenintervention auskommen. Wichtig ist mir in allen Fällen, den Versuch zu machen, Gegenwärtiges mit Vergangenem so zu verknüpfen, dass es verstehbar wird, um es dann wieder zu trennen und in unterschiedlichen inneren Räumen Platz bekommt. Mir ist klar, dass Erwachsene natürlich frei sein wollen, aber oft kaum wissen, was das bedeutet. Sodass auch Übernahme von Verantwortung nicht gelingen kann.

Was haben diese Überlegungen mit dem Thema Freiheit zu tun?
Wir sollten PatientInnen die Freiheit des Wählens lassen und ihnen zutrauen, dass sie am besten wissen, was sie in einem gegebenen Moment benötigen. Und wir sollten akzeptieren, dass sich das wiederum ändern darf und kann.

Ich denke nicht, dass es ein Zeichen von frei sein ist, wenn wir das Versagen unserer Bezugspersonen auf uns nehmen. Dass diese häufig – wenn auch nicht immer – aus Unwissenheit und verbohrten Konzepten von Kindererziehung gehandelt haben, kann ihnen nachgesehen werden, aber nicht dadurch, dass die erwachsene Person die Verantwortung dafür übernimmt, was ihr widerfahren ist und angetan wurde. Selbstverständlich lade ich PatientInnen dazu ein, ihr jetziges Leben bewusst und verantwortlich in die Hand zu nehmen und dafür einzustehen. Zum jetzigen Zeitpunkt Verantwortung übernehmen heißt für mich aber auch aufgrund des historischen Wissens über all die Verbrechen – ja Verbrechen! –, die in Familien an Kindern verübt werden, nicht mehr zu verleugnen und zu beschönigen.

Da halte ich Trauerarbeit für erforderlich.

Kohut (z.B. 1987, S.121) hat schon in den 70er-Jahren zeigen können – und Ferenczi (z.B. 1933) noch früher in den 30er-Jahren –, dass Kindheitstraumatisierungen eine Quelle für Leid im Erwachsenenleben sein können, viel häufiger, als wir das bis vor kurzem sehen wollten. Hier scheint mir sogar kollektives Trauern angebracht.

Im Kontext von Freiheit meine ich, dass wir frei sind oder uns die Freiheit geben bzw. nehmen könnten, all die Verwerfungen im Umgang mit Kindern über Jahrhunderte zu sehen und sie nicht mehr zu rechtfertigen auf Kosten nächster Generationen. Es stimmt mich nicht froh, dass Erkenntnisse aus maßgeblichen Untersuchungen von z.B. Philippe Ariès (z.B. 1978) und Lloyd De Mause (z.B. 1977) und nicht zuletzt auch Alice Miller (z.B. 1979) sich noch lange nicht überall so durchgesetzt haben, wie ich mir das wünsche. Wenngleich Kinderrechte inzwischen mehr gelten als früher und Gewalt gegen Kinder verboten ist. Dieses Gesetz trat aber erst im Jahr 2000 in Kraft. Alle unsere PatientInnen, die früher zur Welt gekommen sind – und das ist immer noch die Mehrheit, und es sind viele – hatten von diesem Gesetz nichts, haben also oft noch sehr viel Gewalt erfahren. Und leider ist die Gewalt gegen Kinder keinesfalls völlig verschwunden (vgl. Strüber, 2019).

Ich bin dankbar dafür, in einem Land zu leben, wo ich mich umfassend informieren kann. Und ich empfehle allen, die dieses Buch lesen, sich die Freiheit zu nehmen, sich immer wieder zu interessieren und zu informieren.

Soweit ich in der Lage bin, das einzuschätzen, denke ich, dass Freiheit und Verantwortungsübernahme möglicherweise noch mehr als die anderen existentiellen Themen Tod und Sinn gute Erfahrungen in der Kindheit benötigen, sodass ein Mensch sich – wie man so schön sagt – frei entfalten kann. Menschen, die als Kinder traumatisiert wurden, leiden häufig unter erheblichen Sinnlosigkeitsgefühlen und wünschen sich, um endlich zur Ruhe zu kommen, tot zu sein. Das bedeutet, dass hier oft Chancen fehlen, dass Menschen sich daran erfreuen können, ihr Leben als sinnvoll betrachten zu können.

In der Kindheit traumatisierte Menschen leiden oft daran, dass sie sich noch nicht einmal vorstellen können, dass und wie sie gut für sich sorgen.

Das wiederum zeigt sich in der Corona-Krise als Problem. Die Selbstfürsorge, die einen z.B. anerkennen lässt, dass es klug und sinnvoll ist, gut für sich und andere zu sorgen, ist nicht vorhanden.

Deshalb denke ich 1. Wir wären gut beraten, noch mehr darauf zu achten, dass Kinder sich entfalten können und nicht ständig Angst haben müssen, 2. Dass wir als PsychotherapeutInnen »groß denken« sollten. Darunter verstehe ich, 3. das ganze Leben eines Menschen zu betrachten und dabei behilflich zu sein, Freiheit überhaupt als Chance zu begreifen. Wer Freiheit als Chance für sich und die Welt begreifen kann, wird die Freiheit der Anderen eher respektieren können als jemand, der oder die permanent Angst hat und an Bedrohungsgefühlen leidet.[28]

3.5 Verbundenheit als existentielle Herausforderung und Chance

Im Folgenden möchte ich deutlich machen, wie wichtig es mir ist zu verstehen, dass wir als Einzelne immer auch verbunden sind, genau genommen niemals allein – vor allem, wenn wir dem Wort nachspüren, das ja wohl »eins mit allem« bedeutet. Ich schaue deshalb nach Menschen und Projekten, die das verdeutlichen. Und stelle einiges davon hier vor, um zeigen zu können, dass das Bewusstsein von Verbundenheit eine tragende Kraft sein kann, die uns auch dabei unterstützt, den zuvor behandelten Herausforderungen des Lebens, nämlich unserer Sterblichkeit, unseren Fragen nach Sinn, Freiheit und Einsamkeit zu begegnen.

Ich erinnere hier an Hans-Peter Dürr, der in einer seiner letzten Arbeiten vom »Teilhaben an einer unteilbaren Welt« (2018) im Sinne des ganzheitlichen Weltbildes der Quantenphysik spricht. Dürr meint: »Die Illusion der Trennung führte dazu, dass wir einerseits

---

28 Dies wäre genau genommen ein weiteres Kapitel wert, führt aber im Kontext des Buches dennoch zu weit. Es müsste um die Identifikation mit den Aggressoren gehen und dem immer weiter gegebenen Hass. Ein Vortragsmanuskript von mir dazu kann angefordert werden.

das Machbare heillos überschätzen und andererseits unterschätzen, was für Möglichkeiten der Teilhabe wir tatsächlich haben.« (S. 20)

Ich denke, dass die aktuellen Erfahrungen des Abstandhaltens uns einladen, uns unseres Verbundenseins bewusster zu werden. Weil wir physisch Abstand halten, sind wir dennoch nicht getrennt, und wir können uns vielleicht umso mehr die »Möglichkeiten der Teilhabe«, wie Dürr das nennt, bewusst machen.

Als Quantenphysiker lädt Dürr (2018) uns ein zu erkennen, dass unsere Vorstellung, dass alles getrennt sei, ein Irrtum ist, und spricht von einer Welt, in der alles Beziehung sei. Wirklichkeit sei für die neue Physik eine Potentialität, keine »Realität«. *»Wirklichkeit ist das, was wirkt und sich daher andauernd verändert.«* (S. 25, Hervorhebung L. R.) Und verändern kann, möchte ich ergänzen. Dürr (2018) kommt zu dem Schluss, dass die Welt sich als etwas Nicht-Teilbares und Ganzheitliches zeigt und wir als Menschen unsere Fähigkeit schulen müssen, das Ganze anzuschauen.

> »Das heißt für uns Menschen, die wir in diesem Ganzen aufgehoben sind, dass wir zwar unterschiedlich und unterscheidbar, nicht aber getrennt sind. Wir befinden uns alle sozusagen in dieser Gemeinsamkeit, die wesentliche Voraussetzung dafür ist, dass wir überhaupt miteinander kommunizieren können. Es gibt nur wenige Wörter in unserer Sprache, die diese Verbundenheit zum Ausdruck bringen können. Für mich sind diese Liebe, Geist, Leben. Die Verben sind hierfür noch weit besser geeignet: leben, lieben, fühlen, wirken, sein. *Was wir in jedem Falle sagen können ist, dass hinter allem eine Verbundenheit steht, die eine Offenheit aufweist und damit ungeahnte Möglichkeiten der Entwicklung bietet.«* (ebd., S. 26; Hervorhebung L. R.) Doch was bedeutet dies alles für unser konkretes Handeln?

Wichtige Anregungen finde ich in Riane Eislers Buch »Die verkannten Grundlagen der Ökonomie: Wege zu einer Caring Ökonomie« (2020), auf das ich hier etwas ausführlicher eingehen möchte: Riane Eisler, in Wien geboren und 1939 vor den Nazis geflüchtet, lebt heute in den USA und ist eine für mich sehr wichtige Forscherin, seitdem ich ihr Buch »Kelch und Schwert« (1987/1989) in den 80er-Jahren gelesen habe. Eisler (2020) plädiert für eine Wirtschaftspolitik der Fürsorge als angewandte und gelebte Verbundenheit und meint:

> »Manchen mag eine auf Fürsorge basierende Wirtschaft unrealistisch erscheinen, tatsächlich ist sie jedoch sehr viel näher an der Realität als die herkömmlichen Wirtschaftsmodelle. Letztere blenden auf befremdliche Art und Weise einige der grundlegenden Voraussetzungen der menschlichen Existenz aus – allen voran die essenzielle Bedeutung von Fürsorge und Care-Arbeit für jegliche ökonomische Aktivität. Ohne Fürsorge und Care-Arbeit gäbe es keinen von uns. Es gäbe keine Privathaushalte, keine Arbeitskräfte, keine Wirtschaft – nichts davon. Und dennoch wird Fürsorge und Care-Arbeit in kaum einer der aktuellen Wirtschaftsdebatten auch nur erwähnt. Das ist auch deswegen befremdlich, weil der Begriff Ökonomie sich vom griechischen oikonomia herleitet, was ›Haushaltsführung‹ bedeutet, und Fürsorge und Care-Arbeit ein Kernelement der Haushaltsführung sind.« (ebd., S. 19; Hervorhebung i. O.)

Eisler beruft sich auf Einstein, der ja, wie bekannt, bereits darauf hingewiesen hat, dass Probleme nicht »mit derselben Denkweise gelöst werden können, durch die sie entstanden sind« (S. 20). Daraus ergibt sich zwingend, dass wir uns auf die Suche begeben sollten nach einem funktionierenden (Wirtschafts-)System, »das unseren Bedürfnissen und Fähigkeiten gerecht wird, statt sie auszunutzen, das unsere Mitwelt bewahrt, statt sie zu zerstören, und das unser großartiges Potenzial an Fürsorge und Kreativität zur Entfaltung bringt, statt es einzuschränken« (S. 25).

Eisler erinnert daran, dass alles, was Frauen machten, weniger wert war als das, was Männer machten. Und dass Menschen in »Care-Berufen« deutlich weniger verdienen als die, die andere Berufe haben (ebd., S. 27 f.). Wir konnten ja zuletzt das Singen für die Pflegenden erleben und deren Wut darüber, dass sie sich ausgebeutet und schlecht bezahlt fühlen. Singen helfe ihnen nicht.

Eisler plädiert für »einen Wandel zu einem Fürsorge-Ethos sowie wirtschaftliche Konstrukte, die von einem solchen Ethos getragen werden. Wir brauchen eine Care-Revolution.« (ebd., S. 30) Sie fordert entschieden, dass »Tätigkeiten, die menschliches Leben und menschliche Beziehungen verbessern, im Mittelpunkt wirtschaftlicher Analysen stehen. Unser Leben wird von Beziehungen bestimmt. Beziehungen bilden die Grundlage aller gesellschaftlichen Institutionen – angefangen von Familie, Erziehung und Bildung bis hin zu Politik und Wirtschaft.« (S. 36)

> Besonders nachdenklich in unserem Kontext stimmt mich die folgende Überlegung: »Zwar kommt es manchmal vor, dass Naturereignisse einen Mangel verursachen, aber in dominanzgeprägten Wirtschaftssystemen wird Mangel – und damit Leid und Angst – systematisch künstlich erzeugt und aufrechterhalten und zwar durch eine ungleiche Verteilung der Ressourcen zugunsten der oberen Gesellschaftsschichten, durch hohe Rüstungsinvestitionen, durch fehlende Investitionen in die menschlichen Grundbedürfnisse, *durch rücksichtslose Ausbeutung der Natur* sowie durch Verschwendung natürlicher und menschlicher Ressourcen durch Kriege und andere Formen der Gewalt – all dies Charakteristika eines Dominanzsystems.« (ebd., S. 41; Hervorhebung L. R.)

Corona ist ein Naturereignis, der Umgang damit nicht.

> »Eigentlich bräuchten wir keine Statistiken, um zu zeigen, dass Care-Arbeit die wertvollste, elementarste und menschlichste Tätigkeit ist. Ohne Fürsorge sterben wir, mit Fürsorge überleben wir nicht nur, sondern können auch unser Potenzial voll entfalten. Aber was nicht gemessen wird, fließt nicht in die Bewertung mit ein, und solange etwas nicht bewertet wird, wird ihm auch kein Wert beigemessen. Wenn Fürsorge und Care-Arbeit wirklich Wertschätzung erfahren, wird dies ein großer Beitrag zum menschlichen Glück und zur menschlichen Erfüllung sein sowie ein Grundstein für eine reichere, gerechtere und nachhaltigere Zukunft.« (ebd., S. 56)

Ich habe, angeregt durch Riane Eislers Buch (2020), recherchiert und entdeckt, dass es in den deutschsprachigen Ländern eine Initiative »Care Revolution« (vgl. care-revolution.org) gibt, die sich so präsentiert:

> »Das Netzwerk Care Revolution ist ein Zusammenschluss von über 80 Gruppen und Personen in Deutschland, Österreich und der Schweiz, die in verschiedenen Feldern sozialer Reproduktion – Hausarbeit, Gesundheit, Pflege, Assistenz, Erziehung, Bildung, Wohnen und Sexarbeit – aktiv sind. Gemeinsam ist ihnen der Kampf gegen Lücken in der öffentlichen Daseinsvorsorge, die zu Überforderung und Zeitmangel führen. *Langfristig streben wir neue Modelle von Sorge-Beziehungen und eine Care-Ökonomie an, die nicht Profitmaximierung, sondern die Bedürfnisse der Menschen ins Zentrum stellt, und die Sorgearbeiten und Care-Ressourcen nicht nach rassistischen, geschlechtlichen oder klassenbezogenen Strukturierungen verteilt.«* (Care Revolution Netzwerk, o. J., o. S.; Hervorhebung L. R.)

Und in einer Erklärung heißt es:

> »Gemeinsam können wir Bedingungen schaffen, unter denen unterschiedliche, individuelle, kollektive und gesellschaftliche Bedürfnisse und Interessen verwirklicht werden können: Ein gutes Leben für alle – weltweit! … Care ist ein Grundrecht und liegt in gesellschaftlicher Verantwortung.« (Care Revolution Netzwerk, 2014, o. S.)

Es ist aus meiner Sicht ein Lichtblick, dass es Initiativen dieser Art gibt, die sich hörbar zu Wort melden (vgl. ebd.).

In seiner Arbeit »Care-Ethik und Corona: Eine Perspektive der (Für-)Sorge« betont Lena Schlegel (2020) von der Universität Tübingen, ohne Eisler (2020) zu erwähnen, dass (Für-)Sorge zentraler Bestandteil allen sozialen Lebens ist. Für mich bedeutet die Bereitschaft, fürsorglich miteinander umzugehen, einen konkreten Ausdruck von Verbundenheit und des verbundenen Seins.

Lena Schlegel fragt,

> »wie wir in der Krise Verantwortung füreinander übernehmen können – und für welche Andere. … Indem die Care-Perspektive *unsere tiefe Verbundenheit mit anderen und unserer Mitwelt* sichtbar macht, *ermöglicht sie auch eine ethisch-politische Reflexion unserer gesellschaftlichen Verhältnisse jenseits der Krise. Wir sollten uns darum bemühen, den vielschichtigen Fragen einer entfesselten Welt nicht auszuweichen, sondern uns kritisch mit ihnen und unserer Verantwortung auseinander zu setzen.* (Für-)Sorge ernst zu nehmen würde insofern auch die Anerkennung von Verantwortlichkeiten bedeuten, die soziale Ungleichheiten, Gerechtigkeitsfragen und etwa ökologische Krisen, nicht nur in unserem Nahbereich, betreffen.« (ebd., o. S.; Hervorhebung L. R.)

Es erscheint mir sinnvoll, diese für die Care-Ethik angestellten Überlegungen auch auf unsere beziehungsorientierte Arbeit in der Psychotherapie anzuwenden und »Fragen einer entfesselten Welt« nicht auszuweichen; wenn sie an uns herangetragen werden, sogar explizit zu beantworten.

Christian Felber (2014), der sich in einer »Gemeinwohl-Perspektive« engagiert, meint:

> »*Die Welt ist ein zusammenhängendes Ganzes, und wir sind ein Teil dieses Ganzen, innig verbunden mit anderen Teilen, rückgebunden an das umfassende Universum.* Wir sind Personen – unverwechselbare einzigartige Individuen, durch die zugleich ein größeres und umfassenderes ›Lied‹ klingt.« (ebd., o. S.; Hervorhebung L. R.)

Mich beindruckt sehr, dass er darauf verweist, dass das lateinische Wort per-sonare wörtlich »hindurch-klingen« und unum-versum »ein Lied« bedeutet (vgl. ebd.). Wie Mut machend!

Mich erfreuen Felbers (2014) Worte, weil er die Metapher des Liedes verwendet und uns an gemeinsames Singen erinnert. Dazu möchte ich an die anrührenden Aufnahmen bei youtube erinnern, wo Leute zwar Distanz wahrend, aber doch gemeinsam singen. Wir Menschen können so wunderbar kreativ sein!

Eine alte Geschichte aus der christlichen Tradition könnte uns inspirieren, auf die Papst Franziskus (2020) zuletzt in seiner Enzyklika »Fratelli tutti« (deutsch: »Wir sind alle Brüder/Schwestern«) Bezug genommen hat. Es ist die Geschichte vom barmherzigen Samariter, mit der Botschaft von Jesus, dass es um »praktisches Unterstützungshandeln« (Lob-Hüdepohl, 2020, o. S.) geht, im Sinne *geschwisterlicher* Nächstenliebe. Diese geschwisterliche Nächstenliebe steht für eine Solidarität, die sich auch für die Fernsten der Bedürftigen zuständig weiß und gleichsam von diesen fernsten Schwestern und Brüdern her »soziale Freundschaft« (ebd.) stiftet.

Geschwisterliche Nächstenliebe mochte ich immer gerne als Begriff, da ich das Glück habe, mich mein ganzes Leben lang von meinen Geschwistern unterstützt zu fühlen. Ich weiß natürlich, dass das nicht immer und überall der Fall ist. Und doch wünsche ich diese Art der Liebe allen Menschen.

Wie können wir die hier ausgeführten Gedanken in der Psychotherapie von belasteten Menschen umsetzen?

Zunächst durch Fragen: nach den Geschwistern der PatientInnen und ob es da auch gute Erfahrungen gibt. Biologisch betrachtet sind wir ja mit unseren Geschwistern am engsten verwandt, darauf weise ich manchmal hin, wenn es mir passend erscheint. Ich erzähle gerne Geschichten, hier wären also Geschichten von liebevoller Geschwisterlichkeit möglicherweise ein Einstieg. Ich habe von vielen PatientInnen gute Dinge über ihre Beziehungen zu ihren Geschwistern erfahren, aber auch von unversöhnlichen Einstellungen. In diesem Fall würde ich eventuell fragen, wie die Patientin sich eine ideale geschwisterliche Beziehung vorstellen würde (vgl. Petri, 2012).

Leider haben viele interpersonell traumatisierte Menschen sehr ungute Erfahrungen in ihren Familien gemacht. Dann verwende ich sehr gern Andersens Märchen vom »hässlichen Entlein« und spreche darüber, dass es darum geht, die »richtige Familie«, also in diesem

Fall die Familie der Schwäne zu finden. Ich scheue mich auch nicht, darauf hinzuweisen, dass es ja nicht in unserer Hand liegt, wie und wo wir auf die Welt kommen, und dass wir aus uns nicht alles machen können, sondern uns das Recht zusprechen dürfen, nach denen Ausschau zu halten, die zu uns passen. Und nach dem, was zu uns passt.

Wenn es um diese Themen geht, bin ich sehr achtsam, das aufzugreifen und anzubieten, was zum jeweiligen Menschen in einer gegebenen Situation wirklich passend ist. Damit will ich nun auch sagen, dass das Thema Verbundenheit, von dem ich zutiefst überzeugt bin, nicht immer und überall passt. Es geht dann darum, dass ich als Therapeutin genügend einfühlsam bin – und ausreichend informiert über die Lebensgeschichte. Entsprechend der Bedürfnisse der PatientInnen kann ich dann Themen anbieten bzw. aufgreifen oder beiseite lassen. Was mir wenig sinnvoll erscheint, ist, das Bedürfnis nach Verbundenheit gänzlich zu ignorieren. Viele interpersonell schwer traumatisierte Menschen erzählen von tiefer Verbundenheit mit der Natur, insbesondere mit Tieren. Und ich teile diese Erfahrungen gerne mit ihnen.

So komme ich auf Frans de Waals wunderbares Buch: »Mamas letzte Umarmung: Die Emotionen der Tiere und was sie über uns aussagen« (2020). Dieses Buch hat mich inspiriert und ich fühle mich davon unterstützt. De Waal kannte die Schimpansin, die er »Mama« nennt, gut. Hier geht es um ihre letzte Begegnung:

> »Ich hatte eine enge Beziehung zu Mama. Den Namen habe ich ihr wegen ihres Rangs als Matriarchin der Kolonie gegeben. Da ich jenseits des Atlantiks lebe, konnte ich beim Abschied nicht dabei sein. Wenige Monate zuvor hatte ich Mama zum letzten Mal gesehen. Als sie mein Gesicht aus großer Entfernung unter den Besuchern entdeckte, eilte sie trotz ihrer schmerzhaften Arthritis herbei, um mich zu begrüßen.« (ebd., S. 26)

De Waal macht in seinem Buch sehr deutlich, wie ähnlich wir Menschenaffen sind oder sie uns. Mama »knüpfte Beziehungen zu Menschen, die sie mochte oder die sie für wichtig hielt … die Verbindung mit mir ging im Wesentlichen auf ihre eigene Initiative zurück. Oft trafen wir uns zur ausgiebigen Fellpflege durch die Gitterstäbe ihres Nachtkäfigs, den sie mit ihrer Freundin Kuif teilte.« (S. 37 f.)

Eine Geschichte mit Kuif, einer anderen Schimpansenfrau, ist ebenfalls sehr berührend, de Waal half ihr, das Kind einer anderen Schimpansenfrau, die blind war, aufzuziehen.

> »Der Säugling blieb in unserer Obhut, während Kuif lernte, mit dem Fläschchen umzugehen. Nach Wochen des Trainings legten wir den zappelnden Säugling auf das Stroh in Kuifs Nachtkäfig. Doch anstatt das Baby in den Arm zu nehmen, kam Kuif an das Gitter, hinter dem die Pflegerin und ich warteten. Sie küsste uns beide, und ihre Blicke wanderten zwischen Roosje und uns hin und her, als wolle sie uns um Erlaubnis bitten. Unaufgefordert das Kind einer anderen an sich zu nehmen ist unter Schimpansen ein No-Go. Wir ermutigten sie dazu, deuteten auf den Säugling und sagten: ›Nimm sie!‹ Schließlich tat sie es, und von da an war Kuif die fürsorglichste und wachsamste Mutter, die man sich vorstellen konnte. Sie entwickelte großes Geschick beim Füttern und legte das Fläschchen sogar kurz weg, wenn Roosje ein Bäuerchen machen musste, etwas, das wir ihr nie beigebracht hatten. Roosje gedieh prächtig.« (S. 40)

Frans de Waals Buch beeindruckt mich tief. Es macht deutlich, wie viele Gemeinsamkeiten es zwischen uns und vielen Tieren gibt, und auch, *dass wir von ihnen lernen könnten.* Würden wir uns mehr für die Gemeinsamkeiten interessieren und uns erlauben, die Verbundenheit mit ihnen zu spüren, die de Waal beschreibt, wäre die Welt vielleicht auch diesbezüglich ein freundlicherer Ort.

Wir sind frei, Verbundenheitserleben, wo auch immer möglich, zu pflegen. Mit Menschen, mit Tieren, mit der gesamten Natur, mit dem Kosmos. Und vielleicht würde sich uns dann eher erschließen, was der Sinn dieser Erfahrung mit dem Virus sein könnte. Wenn uns das wenigstens gelegentlich gelingt, sind wir vielleicht auch mutiger im Umgang mit Einsamkeit und unseren Ängsten vor dem Tod.

KAPITEL 4

Mitgefühl in Zeiten der Corona-Pandemie

Verbundenheitserleben ermöglicht Mitgefühl – etwas, was auch bei Tieren beobachtet werden kann. Jerome Frank hat schon in den 80er-Jahren des 20. Jahrhunderts die Frage gestellt, ob Hoffnung ein Element jeder Psychotherapie sei (Frank & Frank, 1991). Ähnlich frage ich nach achtsamem Mitgefühl uns selbst und anderen gegenüber als einem Element jeder Psychotherapie.

Mitgefühl setzt Verstehen und Empathie voraus. Wir können in die Irre gehen, und sogar unsere Empathie kann uns täuschen, wenn wir nicht verstehen – und uns das womöglich nicht eingestehen. Mitgefühl führt zu dem Wunsch, Hilfreiches zu bewirken, das heißt, freundlich zu handeln.

Therapeutische Techniken sollten, so möchte ich das jetzt formulieren, dem Dienstbar-sein-Können dienen. Wenn Techniken die Herrschaft übernehmen, haben Mitgefühl und Würdeorientierung verloren. Daher einige Gedanken zu Mitgefühl im Umgang mit den Herausforderungen durch Corona:

Trost zu spenden verstehe ich als eine Form tätigen Mitgefühls. *Der* Vertreter des Tröstens war Viktor Frankl, wohl nicht zuletzt aufgrund eigener Erfahrungen in Konzentrationslagern (Frankl, 1946/2008; 1976; 1992). So zu trösten, dass der andere Mensch sich gesehen fühlt, erfordert Feinfühligkeit und Einstimmung. Je schwerer ein Mensch verletzt ist, desto schwerer kann es fallen, sich einzustimmen. Es geht darum zu lernen, sich als Tröstender auch – und vielleicht sogar zuerst! – selbst zu trösten, was viele TherapeutInnen oft erst lernen müssten. Sich vorzustellen, dass man sich selbst in den Arm nimmt und liebevoll mit sich selbst spricht, erscheint vielen merkwürdig. Ich kann aber versichern, dass es hilft. Und dazu, wenn möglich, noch ein tröstlicher Text, eine tröstende Musik! Das kann viel bewirken. Und sich vorstellen, dass wir genau über einen Text, eine Musik verbunden sind mit denen, die das in die Welt gebracht haben.

In dem Buch »Medizin und Mitgefühl« schreiben ein westlicher Arzt und ein tibetischer Lehrer (Nyima Rinpoche & Shlim, 2006), der Heilkundige solle wissen, wie es sich anfühlt, krank zu sein. So sollte ich als Behandlerin »begreifen, wie schmerzhaft, beunruhigend und verunsichernd es sein kann, nicht zu wissen, was mit einem selbst passieren wird« (ebd., S. 53). Genau in dieser Lage befinden wir uns derzeit, denn in vielem wissen wir nicht, was geschieht und wie es geschieht. Eine verstörende Erfahrung, die wir als solche anerkennen sollten und uns mitfühlend bewusst machen, dass wir ebendiese Erfahrung mit Millionen von Menschen teilen.

Viele KollegInnen möchten Empfehlungen haben, wie man mit PatientInnen umgeht, und sind irritiert, wenn ich sie zur Selbsterfahrung einlade. Ansatzweise ist es möglich, sich in innere Not einzufühlen, indem man diese bei sich selbst entdeckt, wenn vielleicht auch nicht immer in das unermessliche Leid, das manche unserer PatientInnen mit sich tragen. Mitgefühl ist im Grunde genommen natürlich. Auch ist die Qualität von Mitgefühl teilweise in unseren Worten Barmherzigkeit und Nächstenliebe enthalten.

Mitgefühl sei hier betrachtet als relativ komplexe Haltung und Handlung, verbunden mit freundlicher und offener Einfühlung in Leiden und dem Wunsch, Heilsames zu bewirken und danach zu handeln. Dieses Handeln zeigt sich in der Psychotherapie an unseren Interventionen! Es lohnt sich, genau zu untersuchen: Wie spreche ich mit meinen PatientInnen? Hier mag die Empfehlung hilfreich sein, das, was man sagt, immer einmal auf die »Goldwaage« des Mitgefühls zu legen. Gelingt es mir, freundlich zu sprechen, ermutigend, Hoffnung nährend? Das können wichtige Überlegungen sein. Und, wie die Forschung es empfiehlt, immer wieder Feedback zu erbitten. Versteht der Patient oder die Patientin meine Worte? Wie empfindet er/sie diese? Worte des Dalai Lama, den ich als jemanden sehe, der Mitgefühl vorlebt und klug darüber nachdenkt, können vielleicht

Anregungen geben, wie wir angesichts der aktuellen Herausforderungen unser Mitgefühl ausdrücken können.

Er meint:

> »Entscheidender für die Praxis des Mitgefühls ist die andere Bedeutung von liebevoller Güte. *Sie wird als Gefühl der Verbundenheit übersetzt,* als Gefühl der liebevollen Zuneigung zu anderen; hier ist der Grundgedanke, einen Geisteszustand zu fördern, der für Sie den Anblick, dass die anderen leiden, unerträglich macht. Seine Förderung ist das entscheidende Element des Mitgefühls. *Man sagt: Je stärker dieses Gefühl der Verbundenheit ist, desto stärker ist das Gefühl der Unerträglichkeit, wenn Sie sehen, dass andere leiden.*« (Dalai Lama in Dalai Lama & Ekman, 2009, S. 207; Hervorhebung L. R.)

Das führt zu dem starken Wunsch, so fühlend zu handeln, dass die andere Person zumindest Erleichterung erfährt. Was uns derzeit neben anderem helfen könnte, ist, dass wir uns eingestehen, wie wir unter Corona selbst leiden. Und dass auch alle anderen darunter leiden. »Emotionale Resonanz« wird vom Dalai Lama so erklärt, dass wir bereit sind, das Leiden der anderen Person zu fühlen, also mit zu fühlen.

Danach geht es jedoch auch um Unterscheidungsvermögen: Wenn wir vom Leiden anderer Menschen völlig überwältigt sind, lähmt uns das und kann dazu führen, dass nichts geschieht. Daher empfiehlt der Dalai Lama einen gewissen Grad von Distanz. Ich verstehe darunter, zu erkennen, dass ich mich überfordert fühle und doch in Kontakt bleiben möchte. Dazu brauche ich ein Stück weit Distanz. Ich stelle mir vor, dass es in mir eine beobachtende Instanz gibt, der ich mich für Momente überlasse. Mit ihrer Hilfe betrachte ich und bin dadurch nicht vollständig identifiziert, also mit-leidend. So bleibe ich handlungsfähig.

Der Dalai Lama sagt: »Man muss ausgeprägten Mut fördern, um zum Vorteil anderer fühlender Wesen wirken zu können.« (ebd., S. 221)

Mut bedeutet für mich in schwierigen Behandlungssituationen, nicht aufzugeben, aber demütig meine Grenzen zu erkennen. Demut hilft mir, bescheiden bleiben zu können, mich selbst nicht zu überfordern, anzuerkennen, dass Probleme oft viel größer sind als meine Fähigkeit, »alles« zu verstehen. Es geht dann um Behutsamkeit, Verlangsamung, geduldiges, kleinschrittiges Hinschauen ohne vorschnelle Einordnungsversuche und mit Respekt vor der anderen Person und den sich zeigenden Grenzen: den Grenzen der anderen Person und meinen eigenen. Dafür brauche ich eine Zusicherung, dass Zeit da ist, die ich mir selbst gebe.

Ich möchte dieses Kapitel beschließen mit zwei Übungen zur Verbundenheit. Ich praktiziere diese Übungen schon sehr lange und sie haben immer wieder eine heilsame Wirkung auf mich.

Übung 1

Nehmen Sie eine bequem aufgerichtete Sitzhaltung ein und spüren Sie den Kontakt mit dem Stuhl und dem Boden.

Sodann lade ich Sie ein, dass Sie sich bewusst werden, was dort, wo Sie sitzen, alles verfügbar ist, das Sie anderen Menschen und/oder der Natur verdanken: Z. B. der Stuhl, auf dem Sie sitzen: Aus welchem Material ist er gemacht? Z. B. das Holz, wo kommt es möglicherweise her, wie viele Menschen haben daran gearbeitet, dass aus dem Holz ein Stuhl wurde? Stellen Sie sich den Baum vor, von dem das Holz stammt, seine Umgebung, alles, was dazu beitrug, dass der Baum wachsen konnte: Sonne und Regen, die Erde, in der der Baum wuchs, die Kleinlebewesen ... Und nun können Sie, so lange Sie möchten, weitergehen: Durch den Raum, z. B. kommt alles, was sich dort befindet, von irgendwo her, wurde von den Elementen in seinem Entstehen unterstützt, ging durch die Hände von Menschen, die ihrerseits von anderen begleitet wurden, um die zu werden, die sie schließlich sind, um die Arbeit zu tun, die Ihnen jetzt zu den Gegenständen verhilft, zum Raum, usw.

Bitte lassen Sie das auf sich wirken! Sie werden sich bewusst, dass Sie mit unzähligen Lebewesen, menschlichen und nicht menschlichen, verbunden sind, einfach nur dadurch, dass Sie sich bewusst auf einen Stuhl setzen.

Wenn Sie mögen, suchen Sie sich andere Beispiele aus dem Alltag.

Immer werden Sie Verbundenheit entdecken können.
Beenden Sie die Übung dann, wenn Sie sich damit wohlfühlen, sie zu beenden. Das kann nach ganz kurzer Zeit sein oder nach langer.

Übung 2

Diesmal lade ich Sie dazu ein, sich klar zu machen, welche Menschen dazu beigetragen haben, dass Sie jetzt und hier sind und üben können.
Sie können bei Ihrer Geburt beginnen, wenn Sie möchten. Sie können zu einem späteren Zeitpunkt beginnen, z. B. als Sie lernten, sich auf Meditation einzulassen.
Immer geht es darum, dass Sie sich bewusst machen, dass Sie mit vielen verbunden sind und die, mit denen Sie sich direkt verbunden fühlen, ihrerseits wieder von vielen anderen ernährt, unterstützt wurden, gelernt haben ...
Ich gebe Ihnen einen kleinen Ausschnitt, der mich betrifft: Silvia Wetzel, eine für mich wichtige Meditationslehrerin, hat mich vieles gelehrt. Ich begegnete ihr, weil eine Patientin mir einen Prospekt gab mit Ausschreibungen ihrer Seminare. Dadurch bin ich weiteren Menschen begegnet, direkt oder indirekt, die mich inspiriert haben. Z. B. den Menschen, die Tagungshäuser zur Verfügung stellen, die diese pflegen, anderen Meditationslehrern. Meiner Patientin konnte ich nur begegnen, weil ich Medizin, Psychiatrie und Psychotherapie von vielen Menschen lernen durfte, weil ich von dem Leiter des Evangelischen Johanneswerks eingeladen wurde, die Leitung der Klinik für psychosomatische Medizin und Psychotherapie zu übernehmen ...
Vielleicht können Sie spüren, mit wie vielen Menschen wir durch eine einzige Handlung verbunden sind.
Wenn Sie mögen: Machen wir uns gemeinsam bewusst, wie viele Menschen dazu beigetragen haben, dass Sie dieses Buch in Händen haben oder in Ihrem PC lesen können. Die vielen, die mich gelehrt und unterstützt haben und die vielen, die Sie gelehrt und unterstützt haben. Für mich ist das immer wieder wunderbar und ein Grund für große Dankbarkeit!

Machen Sie bitte auch diese Übung so lange, wie es für Sie passt. Vielleicht können Sie sie immer wieder machen und immer mehr spüren, wie unendlich viele Menschen direkt oder indirekt dazu beitragen und beigetragen haben, dass Sie jetzt Ihre Übung zur Verbundenheit machen können.
Vielleicht erfährt die Aussage, dass das Wort »allein« genau genommen bedeutet »eins mit allem«, für Sie nun durch das Üben eine tiefere Bedeutung.
Ich wünsche Ihnen, dass Sie mehr und mehr entdecken, wie viel Tragendes es in Ihrem Leben gibt.

Abschließende Gedanken

Ich möchte mich mit den folgenden Gedanken von Ihnen, liebe Leserinnen, liebe Leser, verabschieden und Ihnen für Ihre Aufmerksamkeit danken!

Wir verstehen noch nicht allzu viel von Corona, aber wir wissen sehr viel über menschliches Leiden und Leid. Corona ist für viele aus unterschiedlichen Gründen leidvoll. Nur wenige sind von dieser Leiderfahrung nicht betroffen. Wir können uns immer für die Lösungsversuche derer, die wir begleiten, interessieren – und manchmal staunen. Meine freundliche Präsenz kann ich zur Verfügung stellen, meine Anteilnahme, mein Wissen über menschliches Leiden und nicht zuletzt meine Hoffnung und mein Vertrauen, dass Wandlung geschehen kann, manchmal mit großen Schritten, manchmal mit sehr kleinen.

Es scheint mir sinnvoll, dass jede Therapeutin/jeder Therapeut für sich klärt, was ihr/ihm am besten hilft, da dies unterschiedlich sein kann. Damit meine ich Dinge, die uns tragen, also zutiefst Bedeutung haben und nicht unbedingt mit der beruflichen Ausbildung zusammenhängen müssen.

Mich begleitet seit Jahrzehnten Bachs Kantate: »Wer nur den lieben Gott lässt walten«. Sie erinnert mich daran, dass es Größeres gibt als mich. Ich kann das emotional erleben, wenn ich Bachs Musik in mir höre, für mich summe. Erst recht, wenn ich eine Aufführung der Kantate höre. Diesem Größeren – genau genommen ohne Namen –

vertraue ich mich an, wissend, dass ich da sein darf, aber niemals alles bestimmen.

Weil ich mich verbunden fühle, will ich mich, so gut ich kann, einbringen. Das ist meine Freiheit.

Danksagung

Dieses Buch war mir ein wichtiges Anliegen und wäre doch nicht ohne das Entgegenkommen vom Verlag Klett-Cotta und vor allem der Unterstützung von Frau Dr. Christine Treml so schnell wie möglich entstanden und zum Druck auf den Weg gebracht. Dafür bin ich von Herzen dankbar.

Wie immer hat mich meine Schwester Gunde Hartmann auf vielerlei Weise sehr unterstützt mit kritischen und ermutigenden Feedbacks. Für hilfreiche Ermutigung habe ich auch allen anderen zu danken, die das Manuskript gelesen haben. Mein großer Dank gilt meinen Kolleginnen Monika Glawischnig-Goschnik, Martina Hahn und Isabelle Rentsch, die mir ausdauernd Mut gemacht und die Texte mehrfach durchgesehen haben. Sabine Bode, mit der mich der Austausch über gemeinsame Themen und über das, was wir schreiben, seit gut zwanzig Jahren freundschaftlich verbindet, bin ich dankbar für ihre Begeisterung für das Manuskript. Wolfgang Loth hat mich aufgrund seiner eigenen Publikations- und Herausgebertätigkeit geduldig, anerkennend und kritisch beraten, wofür ich ihm herzlich danke.

Oliver Brauer, meinem Agenten, bin ich dankbar fürs Lesen und für die stetige Unterstützung in allen Belangen der Publikation. Ilona Östreich habe ich sehr zu danken, dass sie mir akribisch bei der Quellensuche half, sodass nun alle Quellen korrekt zitiert sind.

Ich danke den KollegInnen, die mir von ihren eigenen Erfahrungen und denen ihrer PatientInnen erzählt haben. Aus Gründen der Schweigepflicht bleiben ihre Namen ungesagt. Ihre Unterstützung war großartig und lehrreich.

Dieses Buch widme ich den Menschen, die mich am längsten kennen, meinen Geschwistern. Sie begleiten mich ein Leben lang und sind immer für mich da. Aufgrund dieser Erfahrung wünsche ich allen Leserinnen und Lesern die Erfahrung von Geschwisterlichkeit als einem Geschenk des Lebens. Und wünsche allen Leserinnen und Lesern auch solche Erfahrungen von Geschwisterlichkeit, die nicht auf leibliche Geschwister begrenzt sein muss.

Ich bin wie immer dankbar für die vielen Anregungen, die ich durch das Lesen und Musik hören der Werke der Meisterinnen und Meister erfahre. Hier begegne ich vielen inspirierenden Anregungen und Verbundenheit auf einer anderen Ebene, die die Verbundenheit mit denen, die mich direkt begleiten, auf glückliche Weise ergänzt.

Literatur

Achterberg, Jeanne (1990). *Gedanken heilen. Die Kraft der Imagination. Grundlagen einer neuen Medizin* (Reihe: Medizin und Gesundheit). Reinbek: Rowohlt (englisches Original erschienen 1985).

Antes, Gerd (2020). »Tappen weiter im Dunklen, wo Infektionen herkommen«. Interview von Kerstin Kotlar. *Focus online*, 13.10.2020. Verfügbar unter: https://www.focus.de/gesundheit/coronavirus/gerd-antes-im-gespraech-medizin-statistiker-ueber-umgang-mit-corona-wir-muessen-endlich-mehr-riskieren_id_12496809.html [10.01.2021].

Antiel, Ryan M. (2020). Oedipus and the Coronavirus pandemic. *JAMA – The Journal of the American Medical Association, 323*(22), 2231–2232. Verfügbar unter: https://library.umsu.ac.ir/uploads/2745.pdf [10.01.2021].

Ariès, Philippe (1978). *Geschichte der Kindheit*. München: dtv (französisches Original erschienen 1960).

Ausländer, Rose (1976). *Gesammelte Gedichte*. Leverkusen: Braun.

Baudelaire, Charles (2000). *Die Blumen des Bösen*. Stuttgart: Reclam (französisches Original erschienen 1861).

Bauman, Zygmunt (2005). *Verworfenes Leben. Die Ausgegrenzten der Moderne*. Hamburg: Hamburger Edition (englisches Original erschienen 2004).

Bohn, Caroline (2006). *Einsamkeit im Spiegel der sozialwissenschaftlichen Forschung*. Dissertation. Dortmund: Universität Dortmund. Verfügbar unter: https://eldorado.tu-dortmund.de/bitstream/2003/23001/2/Diss.Bohn.pdf [10.01.2021].

Bonhoeffer, Dietrich (1994). *Dietrich Bonhoeffer Werke. Bd. 8: Widerstand und Ergebung*. Briefe und Aufzeichnungen aus der Haft (15., durchges. Aufl.). Gütersloh: Kaiser (Brief von 1944).

Boss, Pauline (2008). *Verlust, Trauma, Resilienz. Die therapeutische Arbeit mit dem »uneindeutigen Verlust«*. Stuttgart: Klett-Cotta (englisches Original erschienen 2006).

Bühring, Petra (2020). Psychische Belastungen in der COVID-19-Pandemie: Allgemeine Verunsicherung. *Deutsches Ärzteblatt, 117*(43), 2049–2050. Verfügbar unter: https://www.aerzteblatt.de/pdf.asp?id=216384 [10.01.2021].

Bundesärztekammer (BÄK) (2020). Aus der Krise lernen – Zehn Punkte für ein effektives Krisenmanagement. Corona-Pandemie: Analyse und versorgungsrelevante Handlungsnotwendigkeiten. Berlin: BÄK. Verfügbar unter: https://www.bundesaerztekammer.de/coronaanalyse/ [10.01.2021].

Cabanas, Edgar & Illouz, Eva (2019). *Das Glücksdiktat. Und wie es unser Leben beherrscht.* Berlin: Suhrkamp (französisches Original erschienen 2018).

Camus, Albert (1959). *Der Mythos von Sisyphos. Ein Versuch über das Absurde.* Reinbek: Rowohlt (französisches Original erschienen 1942).

Care Revolution Netzwerk (2014). *Resolution der Aktionskonferenz Care Revolution.* Frankfurt: Care Revolution Netzwerk. Verfügbar unter: https://care-revolution.org/veroeffentlichungen/ [10.01.2021].

Care Revolution Netzwerk (o. J.). *Netzwerk.* Frankfurt: Care Revolution. Verfügbar unter: https://care-revolution.org/netzwerk/ [10.01.2021].

Castonguay, Louis Georges & Hill, Clara E. (Hrsg.) (2017). *How and why are some therapists better than others? Understanding therapist effects.* Washington, DC: APA.

Cheng, François (2015). *Fünf Meditationen über den Tod und über das Leben.* München: Beck (französisches Original erschienen 2013).

Cheng, François (2017). *Fünf Meditationen über die Schönheit* (2., unveränd. Aufl.). München: Beck (französisches Original erschienen 2006).

Chilian, Lea (2017). Care-Ethik/Care-Ethics. In: Netzwerk Ethik in der Evangelisch-Lutherischen Kirche in Bayern (Hrsg.), *Ethik-Lexikon. München: Evangelisch-Lutherische Kirche in Bayern.* Verfügbar unter: https://www.ethik-evangelisch.de/lexikon/care-ethikcare-ethics [10.01.2021].

Dalai Lama & Ekman, Paul (2009). *Gefühl und Mitgefühl: Emotionale Achtsamkeit und der Weg zum seelischen Gleichgewicht. Ein Dialog.* Heidelberg: Spektrum (englisches Original erschienen 2008).

De Mause, Lloyd (Hrsg.) (1977). *Hört ihr die Kinder weinen? Eine psychogenetische Geschichte der Kindheit.* Frankfurt: Suhrkamp.

Deutsche Presseagentur (DPA) (2020). Kollegen solidarisieren sich mit versetztem Amtsarzt Pürner. *Zeit online*, 10.11.2020. Verfügbar unter: https://www.zeit.de/news/2020-11/10/kollegen-solidarisieren-sich-mit-versetztem-amtsarzt-puerner [10.01.2021].

Diedrich, Alice (2016). *Mitgefühlsfokussierte Interventionen in der Psychotherapie.* Göttingen: Hogrefe.

Dürr, Hans Peter (2016). *Auch die Wissenschaft spricht nur in Gleichnissen. Die neue Beziehung zwischen Religion und Naturwissenschaften* (Reihe: Herder Spektrum, Bd. 6851; überarb. Neuausg.). Freiburg: Herder.

Dürr, Hans Peter (2018). Teilhaben an einer unteilbaren Welt. Das ganzheitliche Weltbild der Quantenphysik. In: Gerald Hüther & Christa Spannbauer (Hrsg.), *Verbundenheit. Warum wir ein neues Weltbild brauchen* (2., aktual. Aufl.; S. 19–32). Bern: Huber.

Eberwein, Werner (2015). *Was ist Phänomenologie?* Berlin: Eberwein. Verfügbar unter: https://werner-eberwein.de/was-ist-phaenomeno logie/ [10.01.2021].

Eigen, Michael & Kaniel, Ruth Kara-Ivanov (2013). Therapist from the depths: A conversation with Michael Eigen. *Tikkun*, 21.05.2013. Verfügbar unter: https://www.tikkun.org/therapist-from-the-depths-a-conver sation-with-michael-eigen [10.01.2021].

Eisler, Riane (1989). *Kelch und Schwert. Von der Herrschaft zur Partnerschaft. Weibliches und männliches Prinzip in der Geschichte.* München: Goldmann (englisches Original erschienen 1987).

Eisler, Riane (2020). *Die verkannten Grundlagen der Ökonomie. Wege zu einer Caring Economy.* Marburg: Büchner (englisches Original erschienen 2007).

Federn, Ernst (1999). *Ein Leben mit der Psychoanalyse. Von Wien über Buchenwald und die USA zurück nach Wien* (Reihe: Edition Psychosozial). Gießen: Psychosozial (englisches Original erschienen 1990).

Feifel, Herman (1959). *The meaning of death.* New York: McGraw-Hill.

Felber, Christian (2014). Ökonomie der Verbundenheit. *Forum Nachhaltig Wirtschaften*, 01.12.2014. Verfügbar unter: https://www.forum-csr.net/ News/8608/Oekonomie-der-Verbundenheit.html [10.01.2021].

Ferenczi, Sándor (1933). Sprachverwirrung zwischen den Erwachsenen und dem Kind. *Internationale Zeitschrift für Psychoanalyse, 19*(1/2), 5–15. Verfügbar unter: http://archive.org/stream/InternationaleZeitschrift fuerPsychoanalyseXIXHeft12/IZ_XVIII_1933_Heft_1_2#page/n3/ mode/2up [10.01.2021].

Ferenczi, Sándor (1982). *Schriften zur Psychoanalyse. Auswahl in zwei Bänden* (ungek. Ausg.). Frankfurt: Fischer.

Foucault, Michel (1994). *Überwachen und Strafen. Die Geburt des Gefängnisses.* Frankfurt: Suhrkamp (französisches Original erschienen 1975).

Frank, Jerome D. & Frank, Julia Barbara Anna (1991). *Persuasion and healing. A comparative study of psychotherapy* (3., überarb. Aufl.). Baltimore, MD: Johns Hopkins University Press.

Frankl, Viktor E. (1975). *Ärztliche Seelsorge. Grundlagen der Logotherapie und Existenzanalyse* (Reihe: Geist & Psyche). München: Kindler (Original erschienen 1946).

Frankl, Viktor E. (1976). *Der Mensch auf der Suche nach Sinn. Zur Rehumanisierung der Psychotherapie* (5., unveränd. Aufl.). Freiburg: Herder (Erstaufl. erschienen 1972).

Frankl, Viktor E. (1979). *Der Mensch vor der Frage nach dem Sinn.* Eine Auswahl aus dem Gesamtwerk. München: Piper.

Frankl, Viktor E. (1992). *Der unbewußte Gott. Psychotherapie und Religion* (Reihe: Dialog und Praxis; ungek. Ausg. d. 7., wesentlich erw. Ausg.). München: dtv (letzte überarb. Ausg. erschienen 1988).

Frankl, Viktor E. (2008). *… trotzdem Ja zum Leben sagen. Ein Psychologe erlebt das Konzentrationslager* (29., unveränd. Aufl.). München: dtv (Original erschienen 1946).

Fried, Erich (1983). *Es ist was es ist. Liebesgedichte, Angstgedichte, Zorngedichte* (Reihe: Quarthefte, Bd. 124). Berlin: Wagenbach.

Fromm, Erich (1960). *Zen-Buddhismus und Psychoanalyse.* München: Szczesny (englisches Original erschienen 1960).

Fuchs, Sven (2019). *Die Kindheit ist politisch! Kriege, Terror, Extremismus, Diktaturen und Gewalt als Folge destruktiver Kindheitserfahrungen.* Heidelberg: Mattes.

Fürstenau, Peter (2017). *Psychoanalytisch verstehen, systemisch denken, suggestiv intervenieren* (Reihe: Leben lernen, Bd. 144; 4., unveränd. Aufl.). Stuttgart: Klett-Cotta (letzte überarb. Aufl. erschienen 2007).

Gadamer, Hans Georg (1990). Gesammelte Werke. Bd. 1: Hermeneutik I. Wahrheit und Methode. Grundzüge einer philosophischen Hermeneutik. Tübingen: Mohr (Original erschienen 1960).

Gaesser, Brendan, Keeler, Kerri & Young, Liane (2018). Moral imagination: Facilitating prosocial decision-making through scene imagery and theory of mind. *Cognition,* 171(1), 180–193.

Glimbovski, Milena & Lenarz, Jan (2021). »Ich saß da, habe geheult und keine Luft gekriegt«. Interview von Katherine Rydlink. *Spiegel Online,* 03. 01. 2021. Verfügbar unter: https://www.spiegel.de/psychologie/achtsamkeitskalender-erfinder-sprechen-ueber-mentale-wege-durch-die-corona-krise-a-96c026d5-f37f-4956-8c86-c3a8a2c23218 [10. 01. 2021].

Göpel, Maja (2020). *Unsere Welt neu denken. Eine Einladung.* Berlin: Ullstein.

Gottschlich, Maximilian (2007). *Medizin und Mitgefühl. Die heilsame Kraft empathischer Kommunikation.* Wien: Böhlau.

Gryphius, Andreas (1985). Vanitas! Vanitatum Vanitas. In: Eberhard Haufe (Hrsg.), *»Wir vergehn wie Rauch von starken Winden«. Deutsche Gedichte des 17. Jahrhunderts.* Bd. 1 (S. 273). München: Beck (Original erschienen 1643).

Haarer, Johanna (1934). *Die deutsche Mutter und ihr erstes Kind.* München: Lehmann.

Han, Byung-Chul (2009). *Duft der Zeit. Ein philosophischer Essay zur Kunst des Verweilens* (Reihe: X-Texte zur Kultur und Gesellschaft). Bielefeld: Transcript.

Hartmann, Franz (1899). *The life of Philippus Theophrastus Bombast of Hohenheim known by the name of Paracelsus and the substanance of his teachings* (2., überarb. u. erw. Aufl.). London: Trübner. Verfügbar unter: https://archive.org/download/lifeofphilippustoohartuoft/lifeofphilippustoohartuoft.pdf [10. 01. 2021].

Heimann, Paula (2005). »… wie geht es zu, daß ich alles so anders sehe …?« Ein Brief zur psychoanalytischen Technik an Theodor Reik (Berlin, 7. Februar 1933). *Luzifer Amor, 18* (1 [Nr. 36]), 7–16 (Brief von 1933).

Heitmeyer, Wilhelm, Freiheit, Manuela & Sitzer, Peter (2020). *Rechte Bedrohungsallianzen* (Reihe: Signaturen der Bedrohung, Bd. 2). Berlin: Suhrkamp.

Heinz, Andreas (2020). »Langfristig ist soziale Distanz immer ein Belastungsfaktor, wir Menschen brauchen die Mitwelt«. Interview von Petra Bühring. *Deutsches Ärzteblatt,* 21. 10. 2020. Verfügbar unter: https://www.aerzteblatt.de/nachrichten/117278 [10. 01. 2021].

Herrera, Hayden (2018). *Frida Kahlo. Ein leidenschaftliches Leben* (7., unveränd. Aufl.). Frankfurt: Fischer (englisches Original erschienen 1983).

Hubble, Mark A. & Miller, Scott D. (2004). The client. Psychotherapy's missing link for promoting a positive psychology. In: Peter Alex Linley & Stephen Joseph (Hrsg.), *Positive psychology in practice* (S. 335–353). Hoboken, NJ: Wiley.

Husserl, Edmund (1984). Logische Untersuchungen. Bd. 2, Teil 1: Untersuchungen zur Phänomenologie und Theorie der Erkenntnis. La Hague, Frankreich: Nijhoff (Original erschienen 1901).

Isebaert, Luc (2009). *Kurzzeittherapie – ein praktisches Handbuch. Die gesundheitsorientierte kognitive Therapie* (2., unveränd. Aufl.). Stuttgart: Thieme (Erstaufl. erschienen 2005).

Janus, Ludwig (2018). Sven Fuchs: Die Kindheit ist politisch! [Rezension]. In: Heike Knoch, Winfried Kurth & Heinrich J. Reiß (Hrsg.), *Gewalt und Trauma. Direkte und transgenerationale Folgen* (Reihe: Jahrbuch für psychohistorische Forschung, Bd. 19; S. 295–315). Heidelberg: Mattes.

Judt, Tony (2014). *Dem Land geht es schlecht: Ein Traktat über unsere Unzufriedenheit.* Frankfurt: Fischer (englisches Original erschienen 2010).

Jütte, Robert & Schlott, René (2020). Darf der Staat seine Bürger zur Gesundheit zwingen? Gespräch, moderiert von Monika Dittrich. *Deutschlandfunk,* 08. 08. 2020.

Kaléko, Mascha (2007a). *Mein Lied geht weiter. Hundert Gedichte.* München: dtv.

Kaléko, Mascha (2007b). Sozusagen grundlos vergnügt. In: Mascha Kaléko, *Mein Lied geht weiter. Hundert Gedichte* (S. 89–90). München: dtv (Original erschienen 1977).

Kohut, Heinz (1973). *Narzißmus. Eine Theorie der psychoanalytischen Behandlung narzißtischer Persönlichkeitsstörungen.* Frankfurt: Suhrkamp (englisches Original erschienen 1971).

Kohut, Heinz (1987). *Wie heilt die Psychoanalyse?* Frankfurt: Suhrkamp (englisches Original erschienen 1984).

Kreiman, Gabriel, Koch, Christof & Fried, Itzhak (2000). Imagery neurons in the human brain. *Nature, 408*(6810), 357–361. Verfügbar unter: https://scholar.harvard.edu/files/kreimanlab/files/gk792_01.pdf [10. 01. 2021].

Kristóf, Ágota (2013). *Das große Heft* (6., unveränd. Aufl.). München: Piper (französisches Original erschienen 1986).

Kristóf, Ágota (2016). *Die Analphabetin* (Reihe: Meridiane, Bd. 83). Zürich: Ammann (französisches Original erschienen 2004).

Kuehner, Christine, Schultz, Katharina, Gass, Peter, Meyer-Lindenberg, Andreas & Dreßing, Harald (2020). Psychisches Befinden in der Bevölkerung während der COVID-19-Pandemie. *Psychiatrische Praxis, 47*(7), 361–369. Verfügbar unter: https://www.thieme-connect.com/products/ejournals/pdf/10.1055/a-1222-9067.pdf [10.01.2021].

Lao-tse (2014). *Tao-Tê-King. Das Heilige Buch vom Weg und von der Tugend* (durchges. u. verb. Ausg.). Stuttgart: Reclam (Original entstanden im 4. Jh. v. Chr.).

Latour, Bruno (2007). Krieg und Frieden. Starke Mikroben – schwache Hygieniker. In: Philipp Sarasin, Silvia Berger, Marianne Häuseler & Myriam Spörri (Hrsg.), *Bakteriologie und Moderne. Studien zur Biopolitik des Unsichtbaren 1870–1920* (S. 111–175). Frankfurt: Suhrkamp (französisches Original erschienen 1984).

Levinas, Emmanuel (1995). *Zwischen uns. Versuche über das Denken an den Anderen* (Reihe: Edition Akzente). München: Hanser (französisches Original erschienen 1991).

Link, Charlotte (2020). Sie verlor den wichtigsten Menschen in ihrem Leben – so überwand Charlotte Link die Trauer. Interview von Giuseppe De Grazia. *Stern,* 08.11.2020. Verfügbar unter: https://www.stern.de/p/plus/kultur-lifestyle/charlotte-link---ich-halte-abstuerze-jederzeit-fuer-moeglich--9480326.html [10.01.2021].

Lob-Hüdepohl, Andreas (2020). Franziskus' Utopia. *Zeit online,* 11.10.2020. Verfügbar unter: https://www.zeit.de/2020/42/neue-enzyklika-papst-weltordnung-fratelli-tutti [10.01.2021].

Luban-Plozza, Boris (1998). Über die Entwicklung der Balintarbeit. In: B. Luban-Plozza, Heide Otten, Ursula Petzold & Ernst Petzold (Hrsg.), *Grundlagen der Balintarbeit. Beziehungsdiagnostik und -therapie* (S. 14–26). Leinfelden-Echterdingen: Bonz.

Maio, Giovanni (2017). Vom Verlust des hörenden Weltbezugs in der modernen Medizin. In: Giovanni Maio (Hrsg.), *Auf den Menschen hören. Für eine Kultur der Aufmerksamkeit in der Medizin* (S. 7–26). Freiburg: Herder.

Maio, Giovanni (2018). *Werte für die Medizin. Warum die Heilberufe ihre eigene Identität verteidigen müssen.* München: Kösel.

Maio, Giovanni (2020). Was heißt es, zu sterben? *Zeit online*, 11.11.2020. Verfügbar unter: https://www.zeit.de/2020/47/philosophie-giovanni-maio-sterben-verletzlichkeit-medizin?utm_referrer=https%3A%2F%2Fwww.etools.ch%2F [10.01.2021].

Mann, Thomas (1990). *Versuch über Schiller. Zum 150. Todestag des Dichters – seinem Andenken in Liebe gewidmet.* In: Thomas Mann, Gesammelte Werke. Bd. 9: Reden und Aufsätze. Teil 1 (ungek. Ausg.; S. 870–951). Frankfurt: Fischer (Rede von 1955).

Merkel, Wolfgang (2020). »Ich nenne das: Regieren durch Angst«. Interview von Lenz Jacobsen. *Zeit online*, 14.10.2020. Verfügbar unter: https://www.zeit.de/politik/deutschland/2020-10/corona-politik-demokratie-angela-merkel-regierung-pandemie-wolfang-merkel [10.01.2021].

Miething, Frank (Hrsg.) (2006). *Après vous. Denkbuch für Emmanuel Levinas*. Frankfurt: Verlag Neue Kritik.

Miller, Alice (1979). *Das Drama des begabten Kindes und die Suche nach dem wahren Selbst*. Frankfurt: Suhrkamp.

Mitscherlich, Alexander & Mitscherlich, Margarete (2016). *Die Unfähigkeit zu trauern. Grundlagen kollektiven Verhaltens* (26., unveränd. Aufl. d. Neuausg. 1977). München: Piper (Original erschienen 1967).

Muders, Sebastian & Rüther, Markus (2011). Existenzphilosophie: Der Sinn des Lebens. Über ein in der analytischen Philosophie aktuell gewordenes Thema. *Information Philosophie*, 39(4), 30–39. Verfügbar unter: https://www.information-philosophie.de/?a=1&t=5367&n=2&y [10.01.2021].

Neff, Kristin & Germer, Christopher (2020). *Selbstmitgefühl – Das Übungsbuch. Ein bewährter Weg zu Selbstakzeptanz, innerer Stärke und Freundschaft mit sich selbst* (2., unveränd. Aufl.). Freiburg: Arbor (englisches Original erschienen 2018).

Newman, Richard (2002). *Alma Rosé. Wien 1905 – Auschwitz 1944*. Bonn: Weidle (englisches Original erschienen 2000).

Nyima Rinpoche, Chökyi & Shlim, David R. (2006). *Medizin und Mitgefühl. Anleitung eines tibetischen Lamas für medizinische Fachkräfte und Betreuende*. Freiamt: Arbor (englisches Original erschienen 2004).

Petri, Horst (2012). *Geschwister, Liebe und Rivalität. Die längste Beziehung unseres Lebens* (vollst. überarb. u. erw. Neuausg.). Freiburg: Kreuz.

Orange, Donna M. (2015). *Nourishing the inner life of clinicians and humanitarians. The ethical turn in psychoanalysis*. London: Routledge.

Orlinsky, David E. (2008). Die nächsten 10 Jahre Psychotherapieforschung. Eine Kritik des herrschenden Forschungsparadigmas mit Korrekturvorschlägen. *Psychotherapie – Psychosomatik – Medizinische Psychologie*, 58(9/10), 345–354.

Papst Franziskus (2020). Wortlaut: Enzyklika Fratelli tutti. *Vatican News*, 04.10.2020. Verfügbar unter: https://www.vaticannews.va/de/papst/news/2020-10/papst-franziskus-sozial-enzyklika-fratelli-tutti-wortlaut.html [10.01.2021].

Parin, Paul (1975). Gesellschaftskritik im Deutungsprozeß. *Psyche*, 29(2), 97–117 (englisches Original erschienen 1971).

Platon (1986). *Apologia Socratis. Apologie des Sokrates*. Stuttgart: Reclam (Prozess von 399 v. Chr.).

Prantl, Heribert (2020). Rechtsstaat, vom Virus befallen. *Süddeutsche Zeitung*, 24.04.2020. Verfügbar unter: https://www.sueddeutsche.de/politik/kolumne-prantl-grundrechte-corona-terrorismus-1.4887238?reduced=true [10.01.2021].

Reckwitz, Andreas (2020). Die extreme Gesellschaft der Einzigartigen. Fernsehsendung am 18.10.2020. Zürich: SRF.

Reddemann, Luise (2014). Worte wägen. Arbeit an Kognitionen in psychodynamischen Therapien. *Psychotherapeut*, 59(3), 187–194.

Reddemann, Luise (2016a). *Imagination als heilsame Kraft. Zur Behandlung von Traumafolgen mit ressourcenorientierten Verfahren* (Reihe: Leben lernen, Bd. 141; 19., vollst. überarb. Neuaufl.). Stuttgart: Klett-Cotta (Erstaufl. erschienen 2001).

Reddemann, Luise (2016b). *Überlebenskunst: Von Johann Sebastian Bach lernen und Selbstheilungskräfte entwickeln* (Reihe: Hilfe aus eigener Kraft; 8., unveränd. Aufl). Stuttgart: Klett-Cotta (letzte überarb. Aufl. erschienen 2013).

Reddemann, Luise (2016c). *Würde – Annäherung an einen vergessenen Wert in der Psychotherapie* (Reihe: Leben lernen, Bd. 212; 3., unveränd. Aufl.). Stuttgart: Klett-Cotta (letzte überarb. Aufl. erschienen 2013).

Reddemann, Luise (2018). *Schlussstücke. Gedanken über Vergänglichkeit und Tod.* Stuttgart: Klett-Cotta.

Reddemann, Luise (2020a). *Geflüchtete würdeorientiert begleiten. Ethische und psychosoziale Annäherungen* (Reihe: Fluchtaspekte). Göttingen: Vandenhoeck & Ruprecht.

Reddemann, Luise (2020b). Resilienz – Chancen und Risiken eines Konzepts. *Systeme, 34*(1), 19–39.

Reddemann, Luise (2021). *Psychodynamisch imaginative Traumatherapie PITT – Das Manual. Ein resilienzorientierter Ansatz in der Psychotraumatologie* (11., vollst. überarb. Aufl.). Stuttgart: Klett-Cotta.

Reddemann, Luise & Wöller, Wolfgang (2019). *Komplexe Posttraumatische Belastungsstörung* (Reihe: Praxis der psychodynamischen Psychotherapie, Bd. 11; 2., unveränd. Aufl.). Göttingen: Hogrefe (Erstaufl. erschienen 2017).

Reitschuster, Boris (2021). *Nur sechs Wissenschaftler berieten Regierung zum Lockdown. Wichtige Fachrichtungen fehlten – Informations-Monokultur?* Berlin: Reitschuster. Verfügbar unter: https://reitschuster.de/post/nur-sechs-mediziner-berieten-regierung-zum-lockdown/ [10. 01. 2021].

Rilke, Rainer Maria (1966). *Die Aufzeichnungen des Malte Laurids Brigge.* Sämtliche Werke. Bd. 6. Frankfurt: Insel (Original erschienen 1910).

Rilke, Rainer Maria (2019). *Briefe an einen jungen Dichter.* Berlin: Insel (Original erschienen 1929).

Rilke, Rainer Maria (o. J.). An Gräfin Margot Sizzo-Noris-Crouy. Château de Muzot sur Sierre, am Dreikönigstag 1923. Verfügbar unter: http://www.marschler.at/worte-rilke-briefe-graefin-sizzo.htm [12. 12. 2020] (Brief von 1923).

Rost, Hedwig & Baesecke, Jörg (2020). *Die große Pest.* Film. Pullach: Rost & Baesecke. Verfügbar unter: https://kleinstebuehne.de/wp-content/uploads/2020/03/Sch%C3%A4fflertanz-Mz.-2020-mit-%C3%9C-4-3.mp4 [10. 01. 2021].

Roth-Sackenheim, Christa & Vogel, Christian (2020). Nehmen psychische Erkrankungen durch die COVID-19 Pandemie zu? *NeuroTransmitter, 31*(11), 28–29.

Sabrow, Martin (2020). Geschichte im Ausnahmezustand. Vier Thesen über Corona und die gesellschaftspolitischen Folgen. *Deutschland Archiv,*

01. 05. 2020. Verfügbar unter: https://www.bpb.de/geschichte/zeitgeschichte/deutschlandarchiv/308316/coronavirus-geschichte-im-ausnahmezustand [10. 01. 2021].

Safran, Jeremy D. (2003). Introduction: Psychoanalysis and Buddhism as cultural institutions. In Jeremy D. Safran (Hrsg.), *Psychoanalysis and Buddhism. An unfolding dialogue* (S. 1–34). Boston, MA: Wisdom Publications.

Sarasin, Philipp (2020). Mit Foucault die Pandemie verstehen? *Geschichte der Gegenwart*, 25. 05. 2020. Verfügbar unter: https://geschichtedergegenwart.ch/mit-foucault-die-pandemie-verstehen/ [10. 01. 2021].

Scharfetter, Christian (1993). Eros therapeutikós. Liebe und Ethik in der Therapie. *Psychotherapie, Psychosomatik, Medizinische Psychologie, 43*(7), 254–261.

Schiller, Friedrich (2003). *Ueber die ästhetische Erziehung des Menschen, in einer Reihe von Briefen*. Hamburg: Projekt Gutenberg-DE. Verfügbar unter: https://www.projekt-gutenberg.org/schiller/aesterz/aesterz.html [10. 01. 2021] (n. d. Ausg. Cotta 1879; Briefe von 1793).

Schiller, Friedrich (2002). *Demetrius*. Hamburg: Projekt Gutenberg-DE. Verfügbar unter: https://www.projekt-gutenberg.org/schiller/demetriu/demetriu.html [10. 01. 2021] (n. d. Ausg. v. Hanser 1966; Uraufführung 1857).

Schiller, Friedrich (o. J.). *Die Jungfrau von Orleans. Eine romantische Tragödie*. Hamburg: Projekt Gutenberg-DE. Verfügbar unter: https://www.projekt-gutenberg.org/schiller/jungfrau/jungfrau.html [10. 01. 2021] (n. d. Ausg. Hanser 1981; Original erschienen 1801).

Schiller, Friedrich (o. J.). *Don Carlos, Infant von Spanien. Ein dramatisches Gedicht*. Hamburg: Projekt Gutenberg-DE. Verfügbar unter: https://www.projekt-gutenberg.org/schiller/carlos/carlos.html [10. 01. 2021] (n. d. Ausg. Cotta 1879; Original erschienen 1787).

Schiller, Friedrich (o. J.). *Maria Stuart. Trauerspiel in fünf Aufzügen*. Hamburg: Projekt Gutenberg-DE. Verfügbar unter: https://www.projekt-gutenberg.org/schiller/stuart/maria.html [10. 01. 2021] (n. d. Ausg. Reclam 1965; Original erschienen 1800).

Schiller, Friedrich (o. J.). *Wilhelm Tell*. Hamburg: Projekt Gutenberg-DE. Verfügbar unter: https://www.projekt-gutenberg.org/schiller/tell/tell.html [10. 01. 2021] (n. d. Ausg. Cotta 1804; Original erschienen 1804).

Schiller, Friedrich (o. J.). *Die Räuber*. Hamburg: Projekt Gutenberg.DE. Verfügbar unter: https://www.projekt-gutenberg.org/schiller/raeuber/raeuber.html [10. 01. 2021] (n. d. Ausg. von Cotta 1879; Original erschienen 1781).

Schlegel, Lena (2020). *Care-Ethik und Corona: Eine Perspektive der (Für-) Sorge*. Tübingen: Universität Tübingen. Verfügbar unter: https://uni-tuebingen.de/de/175821 [10. 01. 2021].

Schnell, Tatjana (2010). *Leitfaden*. Innsbruck: Tatjana Schnell. Verfügbar unter: https://www.sinnforschung.org/mein-lebenssinn/leitfaden [10.01.2021].

Schnell, Tatjana (2020). *Psychologie des Lebenssinns* (2., überarb. u. erw. Aufl.). Berlin: Springer.

Schröder, Stefanie (2002). *Ein starkes, verwundetes Herz – Niki de Saint Phalle. Ein Künstlerleben* (Reihe: Herder-Spektrum, Bd. 5315; aktual. Aufl.). Freiburg: Basel.

Sennett, Richard (1998). *Der flexible Mensch. Die Kultur des neuen Kapitalismus*. Berlin: Berlin Verlag (englisches Original erschienen 1998).

Spitzer, Manfred (2018). *Einsamkeit – die unerkannte Krankheit. Schmerzhaft, ansteckend, tödlich*. München: Droemer.

Stalder, Hanspeter (2011). Agota Kristof – ein Nachruf. Die ungarisch-schweizerische Schriftstellerin der Heimatlosigkeit ist tot. Berikon, Schweiz: Stalder. Verfügbar unter: https://hanspeter.stalder.ch/dossiers/kultur/agota-kristof [10.01.2021].

Steingart, Gabor (2020). Tim Leberecht: Die Diktatur des Gewinnens beenden. *Der Achte Tag – Deutschland neu denken Podcast*, 03.10.2020. Verfügbar unter: https://www.podcast.de/episode/493832299/%2372+-+Tim+Leberecht%3A+Die+Diktatur+des+Gewinnens+beenden/ [10.01.2021].

Strüber, Nicole (2019). *Risiko Kindheit. Die Entwicklung des Gehirns verstehen und Resilienz fördern*. Stuttgart: Klett-Cotta.

Taylor, Steven (2020). *Die Pandemie als psychologische Herausforderung. Ansätze für ein psychosoziales Krisenmanagement* (Reihe: CIP-Medien). Gießen: Psychosozial (englisches Original erschienen 2019).

Verhaeghe, Paul (2013). *Und ich? Identität in einer durchökonomisierten Gesellschaft*. München: Kunstmann.

Vogel, Ralf T. (2020). *Psychotherapie in Zeiten kollektiver Verunsicherung. Therapieschulübergreifende Gedanken am Beispiel der Corona-Krise* (Reihe: Essentials). Wiesbaden: Springer.

Vogl, Andreas (2020). Donauwalzer mit Corona. *DrehPunktKultur*, 12.08.2020. Verfügbar unter: http://www.drehpunktkultur.at/index.php/musik/cd-kritiken/14231-donauwalzer-mit-corona [10.01.2021].

Waal, Frans de (2020). *Mamas letzte Umarmung. Die Emotionen der Tiere und was sie über uns aussagen*. Stuttgart: Klett-Cotta (englisches Original erschienen 2016).

Wampold, Bruce E., Imel, Zac E. & Flückiger, Christoph (2018). *Die Psychotherapie-Debatte. Was Psychotherapie wirksam macht*. Göttingen: Hogrefe (englisches Original erschienen 2015).

Weber, Florian (2009). *Die Schönheit der Freiheit. Zu Schillers Freiheitskonzept*. Jena: Universität Jena. Verfügbar unter: https://www4.uni-jena.de/Sonderausgabe_Schiller_Freiheitskonzept.html [10.01.2021].

Weiss, Joseph (2005). Safety. In: George Silberschatz (Hrsg.), *Transformative relationships – the control mastery theory* (S. 31–42). New York: Routledge.

Winter, Frank (2020). *Angst – Macht – Corona-Politik.* Bad Sooden-Allendorf: DIPLOMA. Verfügbar unter: https://www.science.de/artikel/angst-macht-corona-politik-2020-0 [10.01.2021].

Wolff, Marie-Luise (2020). *Die Anbetung. Über eine Superideologie namens Digitalisierung.* Frankfurt: Westend.

Wübbe, Johannes (2020). *Nicht alles ist abgesagt.* Osnabrück: Bistum Osnabrück. Verfügbar unter: https://bistum-osnabrueck.de/nicht-alles-ist-abgesagt/ [10.01.2021].

Yalom, Irvin D. (2015). *Existentielle Psychotherapie* (E-Book-Ausg.). Köln: EHP (letzte korr. deutsche Aufl. erschienen 2010; englisches Original erschienen 1980).

Yalom, Irvin D. (2008). *In die Sonne schauen. Wie man die Angst vor dem Tod überwindet.* München: btb (englisches Original erchienen 2008).

Zielasek, Jürgen & Gouzoulis-Mayfrank, Euphrosyne (2020). Psychische Störungen werden zunehmen. *Deutsches Ärzteblatt, 117*(21), 1114–1117. Verfügbar unter: https://cdn.aerzteblatt.de/pdf/117/21/a1114.pdf [10.01.2021].

Zoch-Westphal, Gisela (1987). *Aus den sechs Leben der Mascha Kaléko. Biographische Skizzen, ein Tagebuch und Briefe.* Berlin: Arani.